龙砂医学丛书 膏方篇

柳致和堂丸散膏丹释义

清·柳宝诒 等著

陈居伟 校注

中国健康传媒集团
中国医药科技出版社

内 容 提 要

《柳致和堂丸散膏丹释义》，清末龙砂医家柳宝诒等著。全书七卷，将致和堂所备丸散膏丹分门列目，共收载158首主方及19首衍生方（共计177首），分补益、内因、外感、妇女、小儿、诸窍及外疡折伤等七门，每卷一门。作者将各方以释义形式，逐一分析药物配伍、方剂功效主治，文字简明扼要，以方便患者"按门检查，随症购用，不至有疑误之虑"。

图书在版编目（CIP）数据

柳致和堂丸散膏丹释义 /（清）柳宝诒等著；陈居伟校注 . — 北京：中国医药科技出版社，2019.5

（龙砂医学丛书）

ISBN 978-7-5214-0876-8

Ⅰ . ①柳… Ⅱ . ①柳… ②陈… Ⅲ . ①方剂－汇编－中国－清代 Ⅳ . ① R289.349

中国版本图书馆 CIP 数据核字（2019）第 039928 号

美术编辑 陈君杞
版式设计 也 在

出版 **中国健康传媒集团** | 中国医药科技出版社
地址 北京市海淀区文慧园北路甲 22 号
邮编 100082
电话 发行：010 - 62227427 邮购：010 - 62236938
网址 www.cmstp.com
规格 710×1000mm $\frac{1}{16}$
印张 8 $\frac{1}{4}$
字数 87 千字
版次 2019 年 5 月第 1 版
印次 2020 年 3 月第 2 次印刷
印刷 三河市万龙印装有限公司
经销 全国各地新华书店
书号 ISBN 978-7-5214-0876-8
定价 **29.00 元**

无锡市龙砂医学流派研究所创立

中华医药　博大精邃
流派纷呈　各具优势
锡澄毗邻　钟灵毓秀
龙砂医派　杏苑崛起
经方膏方　五运六气
歧黄著代　懿欤盛哉

九六庚辰之秋朱良春谨贺 癸巳秋

国医大师　无锡市龙砂医学流派研究所终身名誉所长　朱良春　题词

中流砥柱

无锡市龙砂医学流派研究所

新拟属所 乙巳年九五秋

国医大师　无锡市龙砂医学流派研究所终身名誉所长　颜德馨　题词

陈　序

　　在中医药学几千年发展的历史长河中，形成了很多流派，学术上，他们各具特色，我主张对各医学流派应不存偏见，博采众长。近年来，国家中医药管理局对中医学术流派的发展很重视，在 2012 年确立的首批中医学术流派传承工作室建设项目中就有发源于无锡江阴的龙砂医学。

　　江苏无锡自古文风昌盛，历代贤达辈出，中医氛围浓厚。基于元代著名学者陆文圭奠定文化基础，经明、清两代医家的积累，在苏南地区形成了这样一个有较大影响的学术流派，姜礼、王旭高、柳宝诒、张聿青、曹颖甫、承淡安等著名医家都是其中的代表性人物。更可喜的是，近十年来，龙砂医学的传承与发展工作做得卓有成效，龙砂医学诊疗方法已被确立为江苏省传统医药类非物质文化遗产代表性项目，在全国的影响力越来越大。

　　这个流派中的医家有一个很重要的学术特色，就是重视《黄帝内经》五运六气学说的研究与应用。20 世纪 50 年代，我初学中医，听蒲辅周老先生结合临床实际讲解吴鞠通《温病条辨》和王孟英《温热经纬》，他非常细腻地讲解历时久远的"运气学说"，讲述五运主病和六气为病。当时因为我刚从西医转而初学中医，听了并不能很好理解。年岁大了，临床医疗经验多了，现在回想，季节寒暑昼夜等对人体及疾病的影响，体现了"天人相应"的道理。这门学说值得进一步深入研究。

中医药学作为我国优秀传统文化中具有原创性的医学科学，越来越受到世界关注。中医药值得"像宝库金矿一样去挖掘"，并需要结合现代科学技术方法继承和创新。比如，20世纪80年代，我们发现清宫医案中蕴藏着巨大的学术价值，于是我们埋头苦干，查了3万多件档案，在其中发掘了大量有价值的文献，这些理论知识和临床经验对现代中医临床仍有积极影响。

传统中医学是古而不老，旧而常新，永远富有生命力的。继承发展中医药精髓、提高临床疗效，要厚古不薄今，温故且知新。

不同学术流派在中医药大的框架下形成一源多流、百家争鸣、百花齐放、精彩纷呈的学术生态，对于丰富临床诊疗手段、促进中医人才培养，具有重要价值。裘沛然先生曾说过："中医学术流派是医学理论产生的土壤和发展的动力，也是医学理论传播及人才培养的摇篮。"

今有无锡市龙砂医学流派研究所同道，编辑出版《龙砂医学丛书》，致力于将该地域独具特色的龙砂医学流派学术精华与特色技艺进行发掘整理与推广，这是对龙砂医学活态传承的重要举措，更是打造无锡中医文化品牌的标识性工作，是一件十分有意义的事，书稿既成，邀我作序，书此数语，以表祝贺！

中国科学院院士

国医大师

2019 年 1 月 20 日

夏　序

　　中医学术流派是中医学在长期历史发展过程中形成的具有独特学术思想或学术主张及独到临床诊疗技艺的学术派别。发源于我的家乡江阴华士地区的龙砂医派就是中医学术流派中的翘楚。龙砂医派，自宋末元初，绵延数百年，传承至今，医家众多，医著丰富，学术特色鲜明。

　　学派中学术是灵魂，中国古人讲，人的一生要立德、立功、立言，学术正是这"三立"的根本，可以说，我一生都是为了中医学术的发展，我把中医学术视作我的生命。

　　龙砂医学流派的一个重要学术特色就是重视五运六气学说的临床运用。运气学说是中医学比较高层次的理论问题，它是一门气象气候医学，虽然重在预测疾病，但更重要的是应用于临床治疗上所取得的效果，搞清楚了这门学说，我们可以提升中医治病、保健和预防疾病，特别是治未病的水平，有很重要的价值，我希望大家能很好地学习，以使中医发扬光大，更重要的是为全国人民、为世界人民的健康做出更大的贡献。

　　龙砂医学流派的运气学说，还有其自身特点。首先，掌握和运用该学说的医家形成群体，蔚然成风，卓然成派；另外，他们在深耕理论的同时，尤其注重临床实践，将理论与临床有机结合起来；再有，他们秉承实事求是的学风，灵活运用运气，王旭高先生就说过"执司天以求治，而其失在隘；舍司天以求治，而其失在浮"。所以我在给龙砂医学流派相关活动的题词中就明确提出过"龙砂运气学"这个说法。

锡澄比邻，历史上这一带医家之间相互交流颇多。很多江阴医家到无锡城行医，或者两地医家之间有交叉师承关系。譬如，张聿青的学生有江阴吴文涵；我的启蒙老师夏奕钧先生是著名的朱氏伤寒的代表医家朱莘农的弟子，而朱氏晚年悬壶无锡，并和他的兄长朱少鸿一样对沈金鳌的《沈氏尊生书》多有青睐。我们讲流派，除了学术外，还要流动，也就是有一定的辐射度。

2013年，无锡市龙砂医学流派研究所成立，聘请我担任高级学术顾问，这些年他们在非遗挖掘、学术整理、技艺传承、流派推广等方面做了很多卓有成效的工作，尤其是顾植山教授在全国各地传播龙砂运气学说，黄煌教授致力于经方的教学普及推广与国际传播。

顾植山教授牵头成立了中华中医药学会五运六气研究专家协作组、世界中医药学会联合会五运六气专业委员会，两个学术组织的秘书处都挂靠在研究所，每年开展的学术活动精彩纷呈，还在中国中医药报上开设了"五运六气临床应用"专栏，颇获好评，很多人都慕名找他拜师学艺。前面讲到了龙砂医学流派的非遗特色，现在很多非遗都只能成为历史，而龙砂医学流派实现了活态传承。

为了更好地把龙砂医学第一手文献资料保存下来，这几年，龙砂医学流派研究所克服人手不足等困难，经过广泛调研，基本将历代龙砂医家有价值的著作、医案等梳理清晰，进而编撰了本套《龙砂医学丛书》，这是一件十分有意义的事，也是一项大工程！首批出版的14本古籍，很多与五运六气有关，更有一些抄本、孤本。这些资料的汇集，将便于大家更好地学习、利用古人的经验。书稿完成，邀我作序，我欣然应允，谨书以上，以表祝贺，并向各位读者推荐阅读！

近期他们又积极准备将龙砂医学流派研究所升级为无锡市龙砂医学流派研究院，这对于龙砂医学流派的传承发展具有重要的意义，我建议将来条件成熟还可以申请成立江苏省龙砂医学研究院。我坚信现代龙砂医家一定能在前辈医家的基础上，做得更好、更出色。

桐花万里丹山路，雏凤清于老凤声！

乐为之序！

国医大师

2019 年 1 月 28 日于金陵

前　言

　　无锡古称梁溪、金匮，简称锡；江阴古称暨阳、澄江，简称澄。自宋代凿通锡澄运河后，两地交通便捷，商贾交往频繁，故多锡澄联称。无锡、江阴均是苏南古城，一处太湖之北，一踞长江之南，自古文风昌盛，历代名医辈出。发源于锡澄地区的龙砂医学，肇起于宋元，隆盛于清乾嘉时期，再兴于清末民国至今，为苏南地区中医学的一个重要流派。

　　龙砂之名，缘江阴华士（旧称华墅）地区有白龙山和砂山两座山脉，合称龙砂。唐人杜审言在华士写有《重九日宴江阴》诗："蟋蟀期归晚，茱萸节候新……龙沙（砂）即此地，旧俗坐为邻。"清人王家枚有以龙砂命名的书稿《龙砂志略》《龙砂诗存》。近贤承淡安先生也曾在他的日记中记载："亚非国家会议，下月将开幕。我国代表团已组成，钱惠亦为团员之一，我龙砂之光。"因承淡安和钱惠均为华士人，故称"龙砂之光"。

　　清代乾隆年间华士名医姜大镛辑有《龙砂医案》一书，说明龙砂医学之名，由来已久；光绪初年苏州医家姜成之集有《龙砂八家医案》，可见龙砂医学业已闻名于当时的医学中心苏州。

　　龙砂医学由宋末元初著名学者陆文圭奠定医学文化基础。陆氏精通经史百家及天文、地理、律历、医药、算数等古代科学、医学与人文学，被《元史》定评为学界的"东南宗师"。宋亡以后，陆文

001

圭在江阴城东龙山脚下的华士镇专心致力于包括中医学在内的文化教育事业 50 余年，培养了大批文化及医学人才（仅华士一镇，南宋至清末，能查考到的进士即有 50 人之多），为龙砂文化区的形成发展和龙砂医学的产生起到了重要的奠基作用。

太极河洛思想和五运六气为宋代两大显学，张仲景的伤寒学也于北宋时期成为经典。宋代的这些学术特色经过陆文圭的传承阐扬，深刻影响了龙砂地区的医家，形成龙砂医学流派学术思想的核心。

陆文圭之后，龙砂地区名医辈出，如元代晚期出了名医吕逸人，明代嘉靖年间有名医吕夔与其孙吕应钟、吕应阳"一门三御医"等。至清代形成了以华士为中心和源头并不断向周边扩大，乃至影响全国的龙砂医学流派名医群体。清·嘉庆元年（1796 年）著名学者孔广居在《天叙姜公传》中描述："华墅在邑东五十里，龙、砂两山屏障于后，泰清一水襟带于前，其山川之秀，代产良医，迄今大江南北延医者，都于华墅。"这生动形象地勾勒出了龙砂医学当时的盛况。前面提及的《龙砂八家医案》中就辑录了乾隆、嘉庆年间戚云门、王钟岳、贡一帆、孙御千、戚金泉、叶德培、姜学山、姜恒斋、姜宇瞻九家医案。华士医家群体中，以姜氏世医最为著名。从二世姜礼、三世姜学山、四世姜健到五世姜大镛，一百余年间，"名噪大江南北，数百里间求治者踵相接"。

清代中晚期至民国时期，随着锡澄地区经济文化的繁荣发达，龙砂医学再次崛起，涌现了一大批新的著名医家，其中柳宝诒对近现代龙砂医学的薪火相继作用突出；吴达、张聿青、曹颖甫、薛文元、朱少鸿、承淡安等则进军上海、南京，为江南乃至全国中医的繁荣做出了贡献。

2012 年 3 月，龙砂医学由国家中医药管理局作为试点率先启动中医学术流派传承工作，并于同年 11 月被国家中医药管理局正式确定为全国首批 64 家中医学术流派传承工作室建设项目之一。

中医流派有地域性流派和学术性流派之分。地域性流派主要指地域性医家群体；学术性流派（亦称学派）则应具有独特学术思想或学术主张及独到临床诊疗技艺，有清晰的学术传承脉络和一定的历史影响。龙砂医学流派兼有地域性流派和学术性流派特点。

从地域性流派论，龙砂医学又有狭义与广义之分。狭义是指历史上的华士地区（地域龙砂），广义上则包括无锡、江阴、宜兴等环太湖文化区。如宋代名医许叔微（1079～1154年），晚年隐居无锡太湖之滨的"梅梁小隐"长达十年，在锡澄医界颇有名望，陆文圭曾有诗云："江左知名许叔微，公来示之衡气机。天下呻吟尚未息，公持肘后将安归。"可见陆氏对许氏的推崇。许氏是经方派创始人之一，对伤寒经方的推广应用贡献巨大，近来我们在研究许叔微的多部著作的过程中，更发现了他对《黄帝内经》运气学说的活用。可以认为，许叔微对龙砂医学学术思想的形成有一定影响，所以从地域性流派概念以及龙砂医学学术内涵的角度，本丛书也收录了许叔微的部分著作。

在地域中又包括无锡地区许多医学世家，如"吕氏世医""姜氏世医""朱氏伤寒""黄氏喉科""尤氏喉科""吴氏喉科""章氏外科""邓氏内外科""曹氏儿科"等，他们世代相袭，形成家族链，一脉相承。

从地域流派的角度看，龙砂医学流派具有如下四方面的特色和传统。

第一，重视经典研究与应用。《黄帝内经》五运六气方面，如宋代许叔微，明代徐吾元、吕夔，清代吴达、薛福辰、高思敬对于运气的论述，清代戴思谦、缪问、黄堂对运气思维的应用和发挥，均有特色。《伤寒论》方面，许叔微的《百证歌》《发微论》《九十论》，奠定了其在伤寒学术领域的地位，被后世尊为经方派的代表。沈金鳌的《伤寒论纲目》阐发精当中肯，为锡澄地区医家所推崇。柳宝诒将《伤寒论》六经用于在温病临床上，提出"伏邪温病说"，强调伤寒温病为病不同，而六经之见证相同、用药不同，六经之立法相同。龙砂姜氏、王旭高、曹颖甫、朱少鸿、朱莘农的经方应用，对后世影响深远。尤其以曹颖甫为代表，他在上海期间，"用经方取效者十常八九"（《经方实验录·自序》），他倡导经方，谓"仲师之法，今古咸宜"。宜兴人法文淦对伤寒研究颇深，《光宣宜荆县志》载其治病如神，著有《伤寒详解》，弟子门人得其绪余，时称"法派"。同是宜兴人的余景和得柯韵伯《伤寒论翼》抄本，加注而成《余注伤寒论翼》，书中着重注释六经病解及六经方解，通俗易懂，颇有流传。

第二，重视教学与传承。陆文圭是历史上著名的教育家，影响所及，形成龙砂医家注重传承教学的传统。如江阴柳宝诒从北京回江阴后，广收门徒，弟子逾百，其中金兰升、邓养初、薛文元等均为近世名家；无锡汪艺香门生甚多，锡地中医界有"汪党"之称；无锡张聿青门人也达百人，周小农、邵正蒙、吴文涵等名医均出其门下；江阴朱少鸿、朱莘农兄弟两人培养了许履和、顾履庄、仰汉初、邢鹂江、夏奕钧、曹永康、汪朋梅等一批名医。

从民国到新中国成立初期，龙砂医家在中医教育方面的贡献尤为突出。民国时期曹颖甫、薛文元、郭柏良、章巨膺分别担任上海最主要的三大中医学校——上海中医专门学校、上海中国医学院、上海新中国医学院的教务长和院长，执掌三校的教务工作。薛文元是柳宝诒嫡传弟子，上海市国医公会和全国医药团体总联合会的发起创办人之一，1931年冬，上海中国医学院创办未久，濒临倒闭，薛文元受上海国医公会委派出任院长，挽狂澜于既倒，励精图治，使中国医学院的办学规模和师资力量等都超过当时其他中医学校，因而有"国医最高学府"之誉。1936年9月薛文元辞职后，江阴籍名医、时任副院长的郭柏良继任院长至1940年1月。在薛文元、郭柏良任院长期间，中国医学院培养的学生成为著名医家的有朱良春、颜德馨、梁乃津、何志雄、陆芷青、董漱六、江育仁、程士德、蔡小苏、谷振声、庞泮池等。

柳宝诒的再传弟子章巨膺，1933年襄助恽铁樵举办中医函授事务所，主持教务，并主编《铁樵医学月刊》，恽铁樵去世后，乃独任其事；后受聘新中国医学院任教务长，新中国成立后任上海第一中医进修班副主任；1956年与程门雪等受命筹建上海中医学院，任教务长。章巨膺一生从事中医教育事业，主要弟子有何任、王玉润、周仲瑛、钱伯文、凌耀星等。

无锡人时逸人受业于同邑名医汪允恭，1928年在上海创设江左国医讲习所，并受聘于上海中医专门学校、中国医学院等校任教。1929年任山西中医改进研究会常务理事，返沪后与施今墨、张赞臣、俞慎初等创办复兴中医专科学校。抗战胜利后，先后在南京创办首都中医院、中医专修班等，并在江苏省中医进修学校高级师资培训班任教。1955年秋调至中国中医研究院，任西苑医院内科主任。他一生热心中医教育，培养了大批中医人才，弟子众多，桃李盈门。

承淡安于1928年开始在苏州、无锡等地开办针灸教育研究机构，抗战期间到四川仍坚持办学，20年间培养学生逾万，遍布海内外。弟子赵尔康、邱茂良、谢锡亮、陈应龙、曾天治、陆善仲、孔昭遐、留章杰等均为针灸名家。

20世纪50年代，锡澄地区一大批名医参与现代中医高校的创建。承淡安于1954年出任江苏省中医进修学校（南京中医药大学前身）校长，该校师资班为全国各中医院校输送了大批优秀师资，被誉为中医界的"黄埔军校"，单被选派去北京的就有董建华、程莘农、王玉川、王绵之、颜正华、印会河、程士德、刘弼臣、杨甲三、孔光一等，为北京中医学院的创办和发展起到了重要作用。国医大师周仲瑛、张灿玾、班秀文等也都毕业于该校办的师资班。邹云翔、马泽人、许履和、夏桂成、邹燕勤、徐福松等参与了南京中医学院及江苏省中医院的创建。这些锡澄医家的努力，为复兴和发扬中医学做出了积极的贡献。

在传承教学中，龙砂医家重视医案的撰写和整理。宋代许叔微的《伤寒九十论》就是九十个案例。柳宝诒的《柳选四家医案》是课徒的教本，影响极大。柳宝诒医案、王旭高医案、张聿青医案、周小农医案、朱少鸿医案、朱敬鸿医案、邓养初医案、邓星伯医案、许履和外科医案等，都是龙砂医学的精品。今人黄煌编写的《医案助读》是一本医案阅读研究的专著，对现代高等中医教育开展传统医案教学做了有益的探索，传承了龙砂医家的传统。

第三，临床多有独到和创新见解。如姜氏写《风痨臌膈四大证治》，集四大证治之精粹；柳宝诒以六经辨伏气温病，创助阴托邪法；张聿青于湿温善用流气化湿法，妙用温胆汤；沈金鳌发挥"肾间动气"说，开腹诊之先；高秉钧所著《疡科心得集》，用温病学说解释指导疡科治疗，被尊为中医外科三大派之一"心得派"的开派人物；朱莘农于"夹阴伤寒"心得独到，善用桂枝汤及其加味方，其"脐腹诊"则受沈金鳌启发而又有创新；起源于清乾隆年间的黄氏喉科，善用"吹药"，传承至今已逾十代，2012年被国家中医药管理局确立为首批64家中医学术流派之一，祖传秘方"黄氏响声丸"蜚声海内；无锡杜氏金针、章氏外科、盛巷曹氏儿科，宜兴汤氏肝科，江阴吴氏喉科，都以临床疗效博得民众的好评和爱戴。

第四，办学结社，编辑刊物。承淡安创办中国最早的针灸学研究社，并扩建为中国针灸讲习所，又创办中国历史上最早的针灸刊物——《针灸杂志》。他开创的针灸函授，先后培养学员3000多人，分校遍及南方各省、香港和东南亚地区，是现代复兴针灸的第一人。为弘扬中医学术，锡澄中医热衷办刊办学。无锡沈奉江于1922年组织无锡中医友谊会，翌年创办《医钟》。张聿青弟子吴玉纯编辑《常熟医药会月刊》，时逸人主编《复兴中医》，朱殿、邹云翔主编《光华医药杂志》，章巨膺主编《铁樵医学月刊》等。此外，丁福保、周小农等还编辑出版了大量中医古籍。

从地域影响来看，龙砂医家与同属于南直隶或江南省的吴门医家、孟河医家乃至新安医家之间关系密切，并多有合作。如民国时期孟河名医丁甘仁在上海创办中医专门学校，特聘龙砂医家曹颖甫为教务长，长期主持该校教务；新中国成立初期承淡安创办南京中医药大学的前身江苏中医进修学校，也多有吴门和孟河医家参与。互相交流渗透方面，如龙砂医家缪问晚年定居苏州传道，叶天士《临证指南医案》由无锡医家华云岫等编辑加按而成，无锡邓星伯在家学基础上复受业于孟河马培之，常熟金兰升则为江阴柳宝诒弟子，马泽人源于孟河而行医于江阴、南京，上海石氏伤科源自无锡，宜兴余景和从学于孟河费兰泉等。一些新安名家也曾行医于龙砂，如孙一奎在宜兴行医并有《宜兴治验》医案传世。

从学术性流派的角度，我们总结提炼了龙砂医学三大主要学术特色。

第一，重视研究和善于运用《黄帝内经》的运气学说。 从现有研究成果可知，龙砂医学延绵数百年，医家众多，虽学术风格不尽一致，但对五运六气理论的重视是其鲜明特色，且著述颇多。明代《无锡金匮县志》载徐吾元"论运气颇精博"；戴思谦寓居无锡，得人授以五运六气、十二经络之秘，后栖居小五湖之石塘山，为人治病，沉疴立起；道光《江阴县志》载明代江阴人吕夔著有《运气发挥》。清代缪问注姜健所传《三因司天方》，吴达《医学求是》有"运气应病说"专论，薛福辰著《素问运气图说》，高思敬在《高憩云外科全书十种》中著有《运气指掌》等。龙砂医家尤为重视运气学说在临床的应用，善用"三因司天方"治疗各种内伤外感疾病是龙砂医家的独门绝技，姜氏世医第四代姜健（字体乾）是杰出代表。

有些医家虽无运气专著，但在其他论著中也常可看到运气思想的身影。如柳宝诒据运气原理阐发伏邪理论；曹颖甫在晚年所作《经方实验录》序言中专门讲述了他十六岁时亲见龙砂名医赵云泉用运气理论治愈其父严重腹泻几死的经历，注释《伤寒论》时亦专取精于运气学说的名家张志聪和黄元御之说；承淡安著有《子午流注针法》，又让其女承为奋翻译了日本医家冈本为竹用日语所作的《运气论奥谚解》；章巨膺于 1960 年发表《宋以来医学流派和五运六气之关系》一文，用五运六气观点解释了各家学说的产生；邹云翔先生强调"不讲五运六气学说，就是不了解祖国医学"等。

龙砂医家重视五运六气的流派特色，在当代医家中尤为突出。国医大师夏桂成为现代龙砂医家的杰出代表，夏老注重五运六气理论在妇科临床的运用，认为"作为中医师中的一员，应遵从古训，学习和掌握运气学说，推导病变，预测疾病，论治未病"。

第二，重视《伤寒论》经方，特别是注重"方－药－人"体质辨识经方和六经理论指导经方的研究与应用。 重视经方的传承和运用是龙砂医学流派又一重要的学术特色。宋代许叔微著有《伤寒百证歌》《伤寒发微论》《伤寒九十论》，奠定了其在伤寒学术领域的地位，被后世尊为经方派的代表之一。徐彬曾有"古来伤寒之圣，唯张仲景，其能推尊仲景而发明者，唯许叔微为最"之语。沈金鳌《伤寒六经主症》一书论述六经病提纲的主证主脉，以"标本中气"论述犯禁后的变证及治疗，特色鲜明，后辑入《伤寒论纲目》。王旭高提倡经方类方研究，王氏是程门雪先生生前最为推崇的医家，程氏所著《伤寒论歌诀》一书多处引用王氏观点。柳宝诒主张"寒温统一""六经辨证"。张聿青既承袭经方之方与法，紧扣病机，巧用经方，异病同治，又取经方之法而不泥其方，病症互参，扩大经方的运用范围。

另据《江苏历代医人志》及无锡地方史志记载，明代吕大韶著《伤寒辨证》，清代钱维镛著《伤寒秘笈续集》，高日震著《伤寒要旨》，华文灿著《伤寒五法辨论》，吴廷桂著《伤寒析义》，王殿标著《伤寒拟论》《金匮管窥》，张孝培撰《伤寒论类疏》，这些书都具有较大价值，如清人汪琥评价张孝培《伤寒论类疏》"其注仲景书能独出己见，而不蹈袭诸家之说"，惜乎很多散佚或未刊。

第三，基于肾命理论运用膏方奉生治未病。 运用膏滋方调体养生是以环太湖龙砂文化区为中心的江浙沪地区民俗，《龙砂八家医案》中即有运用膏滋的脉案；《张聿青医案》中撰有"膏方"一卷；柳宝诒撰有《柳致和堂丸散膏丹释义》一书，目前柳氏致和堂的"膏滋药制作技艺"已入选第三批国家级非物质文化遗产扩展项目名录。

龙砂膏方具有"民俗原创、重在养生治未病""培补命门元阳，顺应'冬至一阳生'""注重阴阳互根，阴中求阳""结合五运六气，必先岁气抓先机""注重熬膏技艺，工艺精良"等五大优势特色。已故无锡市龙砂医学流派研究所终身名誉所长、首届国医大师颜德馨曾为龙砂膏方题词"固本清源，一人一方，适时进补，勿违天和"。正宗龙砂膏方，药材道地，炮制得法，用药精准，工艺纯和；成膏锃亮鉴影，油润如玉，柔韧若脂。

为进一步推动龙砂医学流派学术传承，无锡市政府于2013年正式批准成立无锡市龙砂医学流派研究所，国医大师朱良春与颜德馨共同出任终身名誉所长。朱老为研究所成立题词："中华医药，博大精深，流派纷呈，各具优势，锡澄毗邻，钟灵毓秀，龙砂医派，杏苑崛起，经方膏方，五运六气，岐黄万代，懿欤盛哉。"短短48字，凝练了龙砂医学的地域属性、产生的文化土壤以及主要学术特点，阐明了龙砂医学流派的活态传承现状和美好发展前景。

近年来，无锡市龙砂医学流派研究所本着一种责任感、使命感，围绕文献整理、特色技艺、学术推广、人才培养、科普宣传等方面，对龙砂医学进行全面深入系统的挖掘整理，初显成效。无锡市龙砂医学流派研究所一项重点工作就是对龙砂医学的非物质文化遗产特性进行梳理提炼，2014年成功申报无锡市非物质文化遗产项目并获批准，2016年龙砂医学诊疗方法（JS Ⅷ -22）（传统医药类）再次入选江苏省第四批省级非物质文化遗产代表性项目。

龙砂医学的"非遗"属性有一个鲜明的特点就是形成了活态传承，目前龙砂医学流派有顾植山与黄煌两位代表性传承人，他们承前启后，继往开来。顾植山对运气学说多有默运，深入阐发了运气学说中三阴三阳开阖枢、"三年化疫""伏燥论""七损八益"及《伤寒论》中的"六经欲解时"等重要理论，发掘推广了"三因司天方"的临床应用，在国家科技重大专项疫病预测预警课题方面的研究成绩卓著，引起了学界对中医运气学说的重视，并牵头成立了中华中医药学会五运六气研究专家协作组和世界中医药学会联合会五运六气专业委员会，成为当前全国五运六气研究方面的领军人物。

黄煌以经方的方证与药证为研究重点，用现代医学的语言对经方的传统方证进行破译，并结合自己的临床实践与研究，开创性地提出了以"方—病—人"为中心的"方证相应"学说和"方人药人"学说（经方体质学说），并在方证的规范化、客观化上作出了初步的尝试，致力于经方的教学普及推广与国际传播，在南京中医药大学成立了国际经方学院并担任院长，主持全球最大的公益性经方学术网站"经方医学论坛"，享誉海内外。

中医学术流派在中医药这个大框架下形成一源多流，百家争鸣，百花齐放的学术生态。这对于丰富临床诊疗手段、促进中医人才培养都具有重要价值。历代龙砂医家在行医济世的同时，勤于著述，编纂有五运六气、经方、本草、妇科、杂病等著作多部，为后人留下一笔宝贵的财富。

随着龙砂医学研究的深入和影响力逐步扩大，为了进一步做好学术流派的传承，促进中医学术进步，整理锡澄地区医学史料的工作提上了议事日程。2015年底由无锡市龙砂医学流派研究所牵头，经过调研寻访，对锡澄地区医家著作先作初步摸底，经过论证后，决定编写出版一套《龙砂医学丛书》。本套丛书采取一次设计，分步出版，以辑为主，以写为辅的原则，注重史料性，以时代为纲，内容为目，分册编辑，独立成书。

《龙砂医学丛书》拟收录出版的著作有《三因司天方》《运气证治歌诀》《子午流注针法》《素问运气图说》《运气指掌》《伤寒论纲目》《柳致和堂丸散膏丹释义》《龙砂八家医案》《龙砂姜氏医案》《惜余医案》《倚云轩医案医话医论》《沈芊绿医案》《黄氏纪效新书》《女医杂言》《伤寒九十论》《伤寒经解》《伤寒发微》《金匮发微》《经方实验录》《伤寒论新注》《夹阴伤寒》《伤寒阴阳表里传变愈解》《余注伤寒论翼》《温热逢源》《杂病源流犀烛》《妇科玉尺》《保产要旨》《风痨臌膈四大证治》《推拿捷径》《尤氏喉科》《本草简明图说》《本草经解要》《过氏医案》《王旭高医案》《柳选四家医案》《曹颖甫先生医案》《高氏医案》《吴东旸医案》《汪艺香医案》《张聿青医案》《邓星伯医案》《余听鸿医案》《周小农医案》等著作。这些著作初步分为运气、经方、膏方、医案等系列，他们中有很多已经过多次刊刻翻印，流传甚广，也有的是抄本、孤本，由于种种原因被束之高阁，迫切需要抢救性将其整理出版。

《龙砂医学丛书》的整理出版是一个系统工程，颇耗精力，且短时间不易出成果，但对于一门学术的研究，文献整理工作又是一项重要的基础性工作，《龙砂医学丛书》在编撰过程中有幸得到中国中医科学院、南京中医药大学、山东中医药大学、安徽中医药大学、云南中医药大学多位同道的帮助，中国医药科技出版社鼎力支持。书稿既成，又承蒙中国书法家协会原主席、著名书法家沈鹏先生题写书名，中国中医科学院首席研究员陈可冀院士与江苏省中医院夏桂成教授两位国医大师分别赐序勉励，令《龙砂医学丛书》增色很多，更是对我们的鼓励。在此一并表示衷心的感谢！

《孟子》有言："虽有智慧，不如乘势，虽有镃基，不如待时。"习近平强调："中医药学凝聚着深邃的哲学智慧和中华民族几千年的健康养生理念及其实践经验，是中国古代科学的瑰宝，也是打开中华文明宝库的钥匙。深入研究和科学总结中医药学对丰富世界医学事业、推进生命科学研究具有积极意义。"当前，中医药振兴发展迎来天时、地利、人和的大好时机，龙砂医学流派在中医药学的传承创新发展中负有特殊历史使命，我们将倍加努力，不忘初心，继续前行，把龙砂医学继承好、发展好、利用好，以更好地为人民群众健康服务！

由于学术水平有限，书稿整理中难免存在不足之处，希望专家、读者不吝赐教，以期日臻完善。

《龙砂医学丛书》编委会

无锡市龙砂医学流派研究所

校注说明

1. 全书文字繁体竖排，改为简体横排，加现代标点。

2. 因书改横排，原书表示前后文义的方位词"右"径改为"上"。

3. 底本中的异体字、古今字、通假字均改为现代通行字体，酌情出校。典故以及部分专业术语出注释之。对底本中字形属一般笔画之误，如属日、曰混淆，己、巳、已不分者，径改，不出注。

4. 底本若有衍字、脱字、讹字等，据校本加以改正，出校予以说明。底本无误，校本有误，一律不改，亦不出注。底本与校本文字互有出入，而文意皆通，或意可两存者，以底本为准，并出注。

5. 对难字、生僻字加以注音和解释。凡需注释的字词多次出现时，于首见处出注。

6. 药物名称按现代通用之法律正，如"山查"改为"山楂"，"硃砂"改为"朱砂"，"连乔"改为"连翘"，"铃羊"改为"羚羊角"，"牛旁子"改为"牛蒡子"，"射香"改为"麝香"，"瓜娄"改为瓜蒌，"川山甲"改为"穿山甲"，"兔丝子"改为"菟丝子"，等等，不出注。书中如术、芪等单字药名，为保留著作原貌，不作改动。对于有地方处方书写特色的药物名称，保留原貌，如"嫩双钩""上绵芪"，不便于理解者，出注予以说明。

7. 若底本中原有眉批者，加注置于相应位置。

8. 底本引用他书文献，多有删节及改动，故底本与他校本文字不同时，凡不失原意，皆不改动，以保存原书风貌；出入较大时，出注说明之；错讹者，改正之，并出注。

9. 原书中有重合内容者，为保持原貌，不予删减。校本有，底本无，存疑内容，无其他校本者，收于附录。

10. 对目录与正文标题不一致的，以正文标题为主，参考目录标题。对目录与正文顺序不一致的，以正文为准，重置目录顺序。对目录脱漏正文篇章的，在目录中补上。

11. 书中插图以原书插图重新绘制，有图注者，繁体改为简体，阅读顺序仍从右至左，不予改动。

12. 各分册中遇到的具体情况，在各册校后记中予以补充说明。

弁言①

　　本堂自庚寅年创设以来，将及十稔，一切丸散膏丹，依法修制，日益求精。凡购药、施用，靡不应手取效。迩年来，远道购药者逐年增益，职是故也。惟见信者愈多，则责效者愈切，而本堂之修制愈不敢稍形粗率，以辜诸君子之厚期。今特与在堂同事、诸友再四订约，不敢稍涉自欺，因将本堂所备丸散膏丹分门列目，并将各方中药品修制配合治病之理，逐方详释，汇成全册，精刻分赠。倘蒙诸君子有意惠顾，即可按门检查，随症购用，不至有疑误之虑。已惟大雅鉴之。

光绪二十四年岁戊戌鞠有黄华之月②

致和堂主人谷孙氏谨识

---

① 弁（biàn，音便）言：前言，引言。按"弁"有"冠，放在最前面"之义。清·陆廷珍《六因条辨·豫序》："予故喜而为数言以弁诸简端，不识子贤以予言为有当否？"

② 鞠有黄华之月：即阴历九、十月菊花开放之月，《礼记·月令篇》："季秋之月，鞠有黄华。"

目录

卷第一

卷第二

卷第三

卷第四

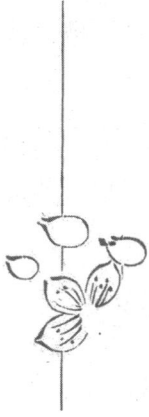

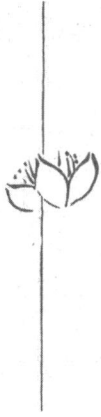

卷第一

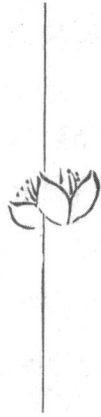

补 益 门

孔圣枕中丹

凡人心血不足，痰火扰之，则读书善忘。此方以龟龙二物交济阴阳，龙为鳞虫之长，阳物之变化而至灵者也；龟为介虫之长，阴物之镇静而至灵者也，藉二物之灵气，以通吾心之灵气，更佐远志以通肾强志，菖蒲以清心豁痰。久久服之，不特可以愈健忘，并可以益聪明。每服二钱，临卧龙眼汤送下。

元武版[①]炙　　　远志肉　　　　龙骨煅　　　　石菖蒲

各四两，炼蜜为丸，每服二钱，龙眼汤下。

天王补心丹

《道藏》偈云：昔志公和尚日夜诵经，邓天王悯其劳，锡[②]以此方。方中以生地黄补水，使肾水上交于心；以丹、元、天、麦泻火，使心火下交于肾；更佐参、茯以和心气，当归以生心血，二仁以安心神，远志以宣心气之滞，五味以收心气之散，更加桔梗藉舟楫之浮为向导，则心得所养，尚何有怔忡、健忘、津液干枯、口疮、便秘之苦哉？每服三四钱，临卧灯心或竹叶汤送下。

生地四两　　　麦冬一两　　　元参五钱　　　当归一两

枣仁一两　　　丹参五钱　　　远志五钱　　　茯苓五钱

---

① 元武版：即龟板，元武即玄武，避清康熙帝讳改玄为元。
② 锡：通"赐"，赐给，《左传·隐公元年》："诗曰：孝子不匮，永锡尔类。"

天冬一两　　　　党参一两　　　　五味子一两　　　桔梗五钱

柏子仁一两

蜜丸，辰砂为衣，每服三四钱，竹叶汤下。

八仙长寿丸

六味丸通补三阴，以熟地补肾，即以泽泻泄肾藏之热；以萸肉补肝，即以丹皮清肝经之火；以山药补脾，即以茯苓渗脾中之湿，补其虚即以防其弊，方意最佳。此复增入麦冬以补肺金，五味以摄肾气，使金水相生，水天一气。凡阴虚而兼咳嗽、气促者，即宜服之。方名长寿，颂其功也。每服三四钱，空心淡盐汤送下。

六味粉一料[①]，加麦冬三两，五味子一两五钱

蜜丸，每服三四钱，淡盐汤下。

三才封髓丹

三才者，天、地、人也。天冬以补肺生津，熟地以补肾滋水，更以人参补脾建中，以参赞化育，而三才之能事毕矣。加入黄柏之苦寒，泻相火而坚肾；砂仁之辛香，启肾气以聚精；甘草之甘温，调苦辛以和脾，前人所称大封大固之法，即在乎此。凡阴精不足，相火不藏而遗泄不止者，服此最宜。每服三四钱，淡盐汤送下。

天冬二两　　　　砂仁一两　　　　熟地三两　　　　炙草一两

党参七钱　　　　川柏三两

面糊丸，每服三钱，淡盐汤下。

---

① 一料：量词，此处即指以已制六味丸打粉，用量视具体情况而定。

十全大补丸

脾为柔脏，补以四君刚剂，又复黄芪以维持柔气；肝为刚脏，补以四物柔剂，又复肉桂以回护刚气，调剂周密是谓十全。方中仅补肝脾而称大者，脾为后天生化之本，肝统少阳生发之权，柔制肝木，使上不克土，下不吸水，后天生化之机自然不息矣，故曰大补。每服三四钱，淡盐花汤送下。

党参	於术①	归身	白芍
茯苓各三两	肉桂	炙草	川芎各一两
熟地六两	绵芪三两		

蜜丸，水泛亦可，每服三四钱，淡盐汤送下。

朱砂安神丸

凡人肾阴不足则水不济火，心火妄动而神不安矣。此方用当归以养心阴，生地以滋肾水，甘草居中以调剂之，更佐黄连以清心火之扰，朱砂以镇心神之怯。凡心肾阴亏，以致卧不安寐、惊悸、健忘、心火不静者，此丸均能治之。每服三钱，空心，竹叶灯心汤送下。

大生地三钱	辰砂水飞，一两	川连一两二钱
生甘草一两	当归五钱	

曲打丸，辰砂为衣，每服三钱，灯心汤下。

---

① 於术：即白术，因主产于杭州临安市於潜而得名。

人参固本丸

肺主呼吸，而气必根于丹田，金水相生，肺肾本为子母之藏，必使水能制火，火不克金，则金水两受其益矣。方中以二冬清肺，二地滋肾，尤必主之以大补元气之人参，不特气为水母，亦以清上填下，必得大力者，以维持中气也。凡肺肾两虚，咳嗽内热，欲成劳损者，服之最效。每服三四钱，空心，龙眼汤送下。

人参二两[①]　　生地四两　　麦冬四两　　熟地四两

天冬四两

蜜丸每服三四钱，空心，龙眼汤下。

人参养营丸

十全大补是气血两补之方，此方去川芎之行血，则营气得以静养，加橘皮之行气，则脾气得以舒运，再加远志以通心气，五味以收肾气。调其气，而血乃得所养也，此阳生阴长之义也。每服三四钱，开水送下。

人参四两　　肉桂一两五钱　　白芍四两　　茯苓三两

炙上芪四两　　当归六两　　五味子一两五钱　　远志一两五钱

熟地八两　　冬术[②]四两

姜枣汤泛丸。

---

① 人参：原甲戌抄本无"人参"，今按正文文义加，用量参考清·吴仪洛《成方切用·卷二上》："人参固本丸……人参二两，天冬、麦冬、生地、熟地四两。"

② 冬术：即白术，冬天采收者。

四君子丸 附：六君子丸　香砂六君子丸　归芍六君子丸

方中白术甘温补脾，以资其健运，茯苓淡渗和胃，以利其出纳，此二味一通一守者也，主以人参为调补元气之宗师，使以甘草为调剂阴阳之国老，四者从容和缓之品，故曰四君子。功专培补中气，俾达于上下四旁，而五脏六腑于以禀气，故一切虚证均以为主。若加陈皮有行滞进食之效，再加半夏有消痰宽胀之功，即名六君子丸。再加木香、砂仁，为香砂六君子丸，则行气之药多于补守，凡痰饮中满、泄泻、腹痛诸症均可治之；更有加入当归、白芍者，则于健脾养胃之中更有柔木滋肝之用。每服三四钱，随宜作引送下。

一：人参二两　　白术炒二两　　茯苓二两　　炙草二两
姜枣汤泛丸，每服三钱。

二：四君料加陈皮二两、制半夏二两，姜枣汤泛丸。

三：四君料加木香七钱、砂仁一两，姜枣汤泛为丸。

四：四君料加白芍二两、当归一两五钱，蜜丸，每服三、四钱。

金水六君子丸

二陈为除痰饮之祖方，而性偏燥烈，阴虚者未可遽投，景岳增入熟地、当归以滋养肝肾，其意以二陈化中焦之湿痰，即以归、地滋下焦之营液，滋燥兼用。凡阴虚而兼痰饮者，宜服此丸。每服三钱，开水送下。

半夏二两　　　陈皮二两　　　茯苓二两　　　当归一两
熟地四两　　　炙草一两
水泛为丸，每服三钱。

资生丸①

《易》曰：至哉坤元，万物资生。诚以后天生气全赖乎脾胃之生化也。方中参、术为补土之正药，豆、药色白，能于土中生金，莲、芡生于水中，能于土中治水，佐以橘、桔、藿、草，疏上焦之气而使之运，苓、泽、薏、蘗②，通下焦之气而使之化，朴、楂、曲、蔻，运中焦之气而使不至于呆滞，更复黄连一味清脾中之蕴热。生姜作引，开胃口之痰浊，专重中焦，而后天之气自然资生不息。功能健脾开胃，消食止泻。凡小儿疳积妇人胎阻，均可治之。每服三钱，姜汤送下。

白扁豆一两	莲子一两	炙草五钱	神曲二两
山药一两五钱	党参三两	橘红二两	楂肉二两
茯苓一两五钱	於术炒，三两	桔梗五钱	川连三钱
泽泻五钱五分	麦芽一两五钱	蔻仁三钱	生姜二两

水泛为丸，每服三钱，姜汤送下。

参苓白术散

参、苓、术、草为四君，此甘温补脾之正药也，加山药、扁豆、莲肉、薏仁，皆味甘补土，色白补金之品，用之培土生金，则补脾而兼及肺胃矣。更以桔梗清肃肺气，砂仁疏利脾气，则补而不滞，方意极其周到。凡胃虚喘嗽、大便不实者，均宜服此。每服三四钱，开水送下。

---

① 资生丸：甲戌抄本中所附药味中阙芡、藿、薏、朴等诸味药。
② 蘗（niè，音聂）：发芽的谷类子实，《本草衍义·卷二十·蘗米》："粟蘗也，今谷神散中用之，性又温于大麦蘗。"

党参三两	茯苓三两	冬术三两	山药三两
莲子三两	桔梗一两	甘草二两	砂仁一两五钱
扁豆二两	苡仁一两		

姜枣汤泛丸，每服三钱。

补中益气丸

凡劳倦伤中者，必清气下陷而为病。东垣此方以参、术补中而健脾，佐以升麻升阳明之清气，而脾气因之鼓舞矣，归、芪养营而滋肝，佐以柴胡升少阳之生气，而肝气因之发荣矣，复以陈皮疏壅滞之气，甘草引冲和之气，肝脾之气勃然生发，岂尚有下陷之虑哉？凡阳陷入阴而发热，以及倦怠、溏泄等证，俱宜服此。每服三钱，荷叶汤送下。

党参二两	白术土炒，一两五钱	升麻五钱
炙草二两	归身一两	陈皮一两
上芪炙，三两	柴胡五钱	

姜枣汤泛丸，每服三钱。

正 元 丹

陈修园曰：此方出虞天民《制药秘旨》。张石顽云：方本《千金》一十三味，却取桂、附、姜、陈、芎、乌等辛燥之品，分制于四君、芪、薯之中，则雄烈之味既去，允为温养少火之驯剂，而无壮火食气之虞。凡火衰不能生土，致吐利、厥冷、浊气逆满、肠腹胀急，或有时阴火上冲头晕[1]、恶心等证，服之甚效。

---

[1] 晕：原作"运"，甲戌抄本同，今据文义改。

人参附子一两煎汁，拌收三两　　上芪川芎七钱酒煎，拌收一两五钱

山药干姜五分煎汁收一两　　　　白术陈皮二钱五分煎汁收二两

茯苓肉桂四钱五分酒煎收二两　　甘草乌药七钱煎汁收一两五钱

上药六味，除茯苓用文武火缓缓焙干，勿炒伤药性，同茯苓为末，姜枣汤调服，或用蜜水泛丸。

归脾丸 附：黑归脾丸

心主血，脾统血，肝藏血。治血者，必从三藏用意。方中黄芪、当归补血汤之成法，阳生阴长之义也，配四君以补脾，脾为营血之源也，复入龙眼以滋肝，枣仁以养心，远志以通心气，木香以通脾气，不沾沾于补血，而能使中焦取汁变化而赤者，悉归于脾。凡思虑伤脾，不能统血，以及健忘、怔忡、惊悸、盗汗、食少、不寐等证，由乎心脾营气内虚者，悉可治之。近人又加熟地以滋肾水，即名黑归脾丸。每服三四钱，空心，温汤送下。

一：党参一两　　　　上芪二两　　　　冬术一两五钱

炙草五钱　　　　　归身洗，二两　　　枣仁一两五钱

远志八钱　　　　　茯苓二两　　　　　木香五钱

桂圆肉二两

姜枣汤炼蜜为丸，每服三钱。

二：归脾丸一料加熟地四两，炼蜜为丸。

黑地黄丸

脾喜香燥而恶润，肾喜滋润而恶燥，许学士云：用白术则碍肾，用熟地则碍脾，正谓此也。今以二味炒黑用之，去其味留其气，则培脾滋肾两擅其长，佐以干姜温脾，五味摄肾，后世脾肾双补之法，

悉以此为祖方。或曰术、地扶脾肾先后天之气，可以固下止痢。姜、味摄膀胱之阳，可以保肺滋水。凡上咳下利，脉至细数者，服之颇效。每服三钱，米饮汤送下。

大熟地炒黑，一两六钱　　　干姜一钱　　　五味子①八钱
焦白术一两五钱

枣肉打丸，每服三钱，米汤下。

金匮肾气丸

《济生方》于肾气丸中加牛膝、车前，肆中即名之曰金匮肾气丸。方中用地黄、萸肉、山药补足三阴，以填补阴精为补也，用泽泻、丹皮、茯苓补足三阳，以通利清阳为补也，加肉桂从少阳纳气归肝，加附子从太阳纳气归肾，更复牛膝以导之入肝，再复车前以导之入肾。凡虚阳不藏，龙雷之火上浮者，得此可以导归窟宅，肝肾并治，而曰肾气者，乙癸同源，意尤重于肾也。每服三钱，空心，淡盐汤送下。

六味粉一料，加制附子一两、牛膝一两、肉桂二两、车前二两，水泛为丸，肉桂为衣。

附桂八味丸

此方即《金匮要略》中之肾气丸，肆中名之曰桂附八味丸。方中以六味补阴，以桂附补阳，治命门火衰不能生土，以致脾胃虚寒，痰多纳少，泄泻腹胀。或元阳虚惫，阳痿精寒，小便频数，腹痛腰痠等证。凡肾中水火俱亏而尺脉弱者，此丸最宜。每服三钱，空心，淡盐汤送下。

六味粉一料，加肉桂一两、制附子一两，炼蜜丸，水泛亦可。

---

① 五味子：原作"五味五"，据文义改。

知柏八味丸

六味丸通补三阴，补阴精之不足也。若其兼有相火湿热者，则壮水之主尚不足以制阳光，此方增入知母以清肾经气分之热，黄柏以泄肾经血分之火。凡阴虚火动，骨痿髓枯，消渴溺浑，尺脉实大，下焦兼有湿火者，此丸宜之。每服三钱，盐花汤送下。

六味粉一料加知母二两、川柏二两，水泛为丸，每服三钱，盐花汤送下。

七味都气丸附：附子都气丸

六味丸以地黄、萸、药补阴，以茯苓、丹、泽通阳，方意灵通不涉呆滞，其有阴气虚而不能收摄者，必加五味以摄之，则气浮息短、溺频多汗诸证可治矣。更有阳气虚而不能温固者，必更加附子以温之，则足冷、便溏、遗溲、阳虚浮肿诸证亦可治矣。每服三钱，空心，淡盐汤送下。

一：六味粉料加北五味一两五钱，蜜丸。

二：再加附子一两，水泛为丸。

六味地黄丸

钱仲阳因小儿纯阳之体，阴气未充，故于肾气丸中去桂附之刚燥而为此方。经曰：精不足者，补之以味。方中以地黄之苦入肾而固蛰藏①。泽泻之咸，入膀胱而开气化。萸肉酸温，入肝而补罢极之

---

① 蛰藏：即肾封藏之功，《素问·六节藏象论》："肾者主蛰，封藏之本，精之处也。"

虚。丹皮辛凉，入胆而清中正之气。山药之甘，可佐脾之健运。茯苓之淡，可利胃之出纳：以六味补五脏之精，而名独缀以地黄者，精藏于肾，必以地黄为主也。凡一切阴虚之证，均以此为主方。每服三四钱，空心，淡盐汤送下。

熟地八两	泽泻三两	萸肉四两	丹皮三两
茯苓三两	山药四两		

蜜丸，水泛亦可。

参麦六味丸

人参补肺气，麦冬养肺阴，补肺之大法不外乎此，以此增入六味方中，肾虚者服之，则金能生水，肾亦得其荫，虚则补母之意也。肺虚者服之，则水能制火，肺可免其克，子令母实之道也。凡金水两虚，咳嗽、气促等证，均宜服此。每服三钱，枇杷叶汤下。

六味料加北沙参三两、麦冬三两，蜜丸，每服三钱，枇杷叶汤送下。

归芍地黄丸

六味丸虽曰通补三阴，而实以肾脏为主，此方增入当归，辛温以煦濡肝血，芍药酸寒以敛摄肝阴，是于通补三阴中又以肝为主矣。凡肝阴不足，风阳易动，头眩内热者，此方主之。每服三钱，菊花汤送下。

六味粉一料加当归二两、白芍二两，蜜丸，菊花汤送下。

健步虎潜丸

此方中知、柏、熟地所以壮肾水而滋阴，归、芍、牛膝所以补肝阴而养血，复入锁阳以养筋润燥，陈皮以利气和中，羊肉以味补形，肝肾之治亦云至矣。而其主持此方者，则以龟得阴气之神，以之补阴而为君，虎得阴气之悍，以之壮骨而为佐，其专用胫骨者，则以虎虽死而不仆，其精气专在于胫，此与牛膝同用，从其类也。凡精血不足，筋骨痿弱，足不任地及骨蒸劳热等证，悉可用之。每服三钱，淡盐汤送下。

知母 盐水炒，三两　　　大熟地三两　　　白芍二两

虎胫骨炙，一两　　　川柏三两　　　陈皮一两五钱

元武版四两　　　牛膝二两　　　锁阳一两五钱

全当归一两五钱　　　羊肉一斤

羊肉酒煮打烂，和药粉为丸，每服三钱，淡盐汤下。

茯菟丸

茯苓健脾渗湿，菟丝固肾涩精，而茯苓附松根以生，菟丝缘他物而长，悉藉他物之生气以养自己之精魄，正如人身奇经之气，必得正经之气满溢于外，而奇经之精气乃充。然则此二物者，非奇经的对之药乎？方中以此二味为君，复入莲、药以培脾，五味以摄肾。凡男子遗浊、妇人带下、下焦奇经虚损、精气滑泄而无关于相火者，常服此丸，颇称神效。每服三钱，空心，淡盐汤送下。

茯苓三两　　　菟丝子五钱　　　山药三两

石莲子一两五钱　　　北五味四两

酒和为丸，每服三钱，空心淡盐水下。

青囊斑①龙丸

鹿与龙交则生异角，故称龙，鹿有文故称斑，鹿卧则口对尾闾，

---

① 斑龙丸：原作"班"，据文义改。

故为通补督脉之专药。凡入房竭精，耗散其真者，虽温之以气，补之以味，不能复也。惟有情之品专走督脉，佐以少阴、太阳之药，乃能搬运骨髓填于空隙，而髓海常充矣。鹿角霜通督脉之气，鹿角胶温督脉之血，菟丝、骨脂温肾中之气，熟地、柏仁补肾中之精，使以茯苓，性上行而功下降，用以接引诸药，俾精气得就少阴、太阳，以达于督脉，而成搬运之功，所谓"惟有骊龙颔下珠，能补玉堂关下阙"，即指此也。每服六七十丸，淡盐汤送下。

鹿角霜八两　　　鹿角胶八两　　　菟丝子八两　　　　茯苓四两

柏子霜八两　　　熟地八两　　　补骨脂盐水炒，四两

将胶酒烊，熟地煮烂，打和为丸，每服六七十丸。

新制河车大造丸

此方出《古方选注》，乃王晋三依丹溪虎潜之法损益而成，功倍原方。河车得父母精中之气而成，为补养先天之妙品，用熟地即以生地为佐，乃白飞霞天一生水之法，当归、枸杞益血添精，牛膝、杜仲强筋壮骨，苁蓉暖肾中真阳，五味摄肾中真阴，天冬保肺，恐邪火上僭[①]烁金，黄柏坚阴，俾真气下守丹田，复以锁阳之涩封固周密。诸法具备，力量宏深，谓之大造，庶几曰可。

熟地茯苓、砂仁各一两，同煎二两　　　生地一两半　　　天冬七钱

当归七钱　　　杞子一两五钱　　　牛膝七钱　　　五味子七钱

苁蓉七钱　　　川柏七分　　　杜仲一两　　　锁阳七钱

紫河车一具，泔水浸，椒汤过净铅煮，打烂为丸，每服三、四钱。

---

① 僭（jiàn，音见）：超越本分，《诗经·商颂·殷武》："不僭不滥，不敢怠遑。"

青娥丸

破故纸形如内肾，能补命门真火。胡桃肉形亦如之，而其性温润，二物相须则温而不燥，其补肾确有专功。再合杜仲之丝多如膜者，可以固腰脊之气，补肝肾之膜。凡男子肾虚腰痛，妇人带下腰痠，一切肾阳不足之证，服之多效。每服三钱，温酒送下。

补骨脂炒，六两　　　大蒜头煮胶，四两　　　杜仲姜汁炒一斤
胡桃肉三十枚

蜜丸，每服三钱。

金锁固精丸

凡遗泄，有梦者属火，无梦者属虚。虚则肾气不摄，而为滑泄之证，是非涩之不为功。方中用莲、芡、蒺藜以收其气，龙骨、牡蛎以固其脱。凡无梦而遗精者，此丸最宜。每服三四钱，淡盐汤送下。

潼沙苑二两　　　牡蛎三两　　　芡实二两　　　莲须三两
煅龙骨三两　　　莲子四两

打糊丸，水泛亦可。

龟鹿二仙膏

人身以精、气、神为三宝。凡精不足者，补之以味。鹿得阳气最全，通督脉而足于精，故能多淫而寿。龟得阴气最厚，通任脉而足于气，故能伏息而寿。二者为血肉有情之品，得自然之气化，竹断竹续之意也。人参清食气之壮火，枸杞滋不足之真阴。是方也，

阴阳无偏胜之忧，气血得平和之美，由是精生而气旺，气旺而神昌，庶几得龟鹿之年矣，故曰二仙。

龟版胶三斤半　　鹿角胶七斤　　人参一斤　　枸杞子二斤

将龟鹿二胶熬烊，入人参、枸杞子煎膏，每服三钱，温酒送下。

局方黑锡丹

黑锡、硫黄，水火二气之精也，法炼而为灵砂，可以交济水火，镇摄阴阳，方中以之为君，而以桂、附、茴、木、芦巴、肉蔻、故纸、阳起八味辛热之药为臣，其回阳之力亦至大矣，而用金铃苦寒之性以反佐之，又用沉香下降之气以导引之。凡遇阴火冲逆，真阳暴脱，气喘痰鸣，四肢厥冷之急候，用枣汤送下一百粒即可回阳。此药大能升降阴阳，补虚益元，坠痰破癖，洵①救急之神丹也，勿轻视之。

荷叶铅溶去渣，二两　　煨肉果一两　　　木香一两

肉桂五钱　　　　　　　硫黄二两　　　　小茴香一两

沉香五钱　　　　　　　阳起石煅，飞，一两　制附子一两

胡芦巴酒浸，炒，一两　补骨脂一两

川楝子酒蒸，去皮核，一两

用新铁锅，将铅溶化，下硫黄搅匀提起，以杵擂细，放地上，退火，用诸药研三日不住手，以黑色为度。酒曲和丸，黍子大，铅罐贮藏。

---

① 洵（xún，音循）：通"恂"，诚然、确实之义。《诗经·陈风·宛丘》："洵有情兮，而无望兮。"

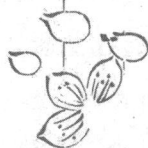

卷第二

内 因 门

圣济大活络丹 _{附：人参再造丸}

　　活络丹有两方，此方出《圣济总录》，共五十味，名大活络丹。徐灵胎极赞此方之妙，谓一切顽痰、恶风、偏中、瘫痪以及虚痰流注，凡病关肢体、经络者，非此不能奏功。方中群萃芳香灵异之品，如羌、防、麻黄、贯众、天麻、灵仙、辛、葛等通其络，藿、木、丁、乌、沉、青、蔻、附等畅其气，蚕、蝎、鼠矢、地龙通其壅滞，乳、没、血竭、南星化其痰瘀，大黄、芩、连泄其热，桂、附、猴姜①、草乌祛其寒，参、苓、术、草固其气，归、地、赤芍、首乌、龟板、元参养其血，更得虎骨、松脂以利关节，犀角、牛黄以通内窍，脑、麝、安息以辟邪气而通神明，而主以善变、善动之二蛇引领诸药上升、下降、内攻、外泄，藏府经络无处不到，洵顽疡之神剂，风痹之灵丹也。后人于此方去乌、星、贯众等味而加入芪、芎、芷、蔻、竹黄、辰砂、甲片即名人参再造丸，主治与此略同。

金钱白花蛇_{去头尾皮骨，酒浸，取净末二两}	人参三两
乌梢蛇_{去头尾皮骨，酒浸，取净末二两}	煨天麻二两
麻黄二两　　　　肉桂二两	灵仙酒浸二两
全蝎去毒，二两　　制首乌黑豆水浸，二两	贯众二两

---

① 猴姜：骨碎补之别名，唐·陈藏器《本草拾遗·草部卷三》："骨碎补本名猴姜。"甲戌抄本"骨碎补"一味在"乳、没、血竭、南星、骨碎补化其痰瘀"一句处。

藿香二两	两头尖[1]酒浸，二两	炙龟版二两
木香二两	沉香二两	细辛一两
炙甘草二两	羌活二两	乌药二两
黄连二两	熟地二两	大黄蒸，二两
赤芍一两	没药[2]去油，另研，一两	丁香一两
乳香去油，另研，一两	僵蚕一两	天南星姜制，一两
青皮一两	骨碎补一两	白豆蔻一两
安息香酒熬，一两	制附子一两	黄芩蒸，一两
香附酒浸，焙，一两	元参一两	白术一两
茯苓一两	防风二两五钱	葛根一两五钱
虎胫骨炙，一两五钱	当归一两五钱	血竭另研，七钱
地龙炙，五钱	犀角水磨，五钱	元寸[3]另研，五钱
西黄另研，一钱五分	松脂五钱	冰片另研，一钱五分
草乌二两		

上药五十味，各研净粉，炼蜜为丸，如元眼大，金箔为衣，臈[4]壳封，每服一丸，陈酒送下。

小活络丹

凡经络中有湿痰、死血，则手足不仁，腿臂间忽有刺痛，治法

---

① 两头尖：即正文"鼠矢"，清·陈士铎《本草新编》："两头尖，味甘，气温，无毒。入脾、胃、大肠之经。尤善降气化食，尤善化痞结癥瘕。近人错认鼠粪为两头尖，谁知是草木之药，生在陇右。土人以之治小儿食积。神效。妙在攻坚又不耗气也。两头尖，治痞最神。余在通渭，亲见此草。其根绝似麦冬，但色带丹，气亦香，考之《县志》，俱载之。可见两头尖非鼠粪也。"
② 没药：原作"末药"，据文义改。
③ 元寸：即麝香。
④ 臈（là，音蜡）：同"腊"，臈壳封，即腊壳封。

必以通络为主。方中胆星以燥湿痰，二乌以散寒湿，乳、没以消瘀通经，再用湿土所生之地龙，欲其引领诸药直达湿痰、瘀血所结之处，以为佐使，则痰瘀皆去，络气通行，而骨节经络之病均可已矣。每服一丸，重者二丸，温酒化下。

制川乌六两　　　　制草乌六两　　　　地龙去泥，净，二两五钱

胆星六两　　　　　乳香二两五钱　　　没药二两五钱

共研细末，炼蜜丸，如龙眼核大。

禹余粮丸—名大针砂[1]丸

《经》云：三阴结谓之水。三阴者，太阴也，治水胀者，其必从乎脾土明矣。禹余粮，土性之温暖者也，脾得之而不滞。蛇含石，土性之灵窜者也，脾得之而能行。二物与钢砂同制，藉以辟肝木克贼之气，而疏中土壅滞之湿，此三味为立方之主，再佐羌、芎以开鬼门，棱、莪以洁净府，豆蔻、蒺藜、青、陈、茴、木以去郁陈莝，治胀之法亦周至矣。而又恐其不能生发阳气，开泄浊阴，更加桂、附、干姜之大力者，以宣布五阳，潜消阴翳，再使以当归、牛膝导引入络而奏驱阴之绩。凡肿胀有沉寒积水[2]者，非此不能建功。每用温酒或白汤送下三五十丸，日两服，忌食盐，犯则发疾愈甚。

蛇含石煅红入醋中，候冷，研细末，三两

禹粮石煅，三两　　　　钢针砂煅，五钱　　　　蓬术五钱

肉桂五钱　　　　　　　羌活五钱　　　　　　　川芎五钱

---

① 针砂：亦名钢砂，唐·陈藏器《本草拾遗·玉石部卷第二》："性平，无毒，堪染白为皂及和没食子染须至黑。飞为粉，功用如铁粉。炼铁粉中亦别须之。针是其真钢砂堪用，人多以杂和之，谬也。"后"钢针砂"同。
② 沉寒积水：甲戌抄本作"沉水"。

炮姜炭五钱	木香五钱	青皮五钱
白豆蔻五钱	大茴香炒，五钱	陈皮五钱
白蒺藜五钱	牛膝酒浸，五钱	山稜[①]五钱
当归酒浸，五钱	附片熟炮，五钱	

上药为末，入上三味拌匀，以汤浸神曲，搌去水为糊，和药再杵极匀，丸如梧子。

小温中丸

木陷于脾，脾气实则胀，湿陷于脾，内郁为热，亦作胀。丹溪特出手眼，制为此丸，乃土郁夺之之法也。方中以六君子扶脾胃之正气，佐以陈、曲、香附去郁陈莝，苦参、黄连导湿泄热，重用针砂以抑肝邪克贼之气，劫去脾中之湿热。凡肝强脾弱、湿热郁结而为胀满者，服之神效。每服三钱，白术、广皮汤送下，病重者服至斤许，小便始长，大便溏黑，胀势乃宽，忌食盐面。

白术二两	茯苓一两	陈皮一两
制半夏一两	甘草三钱	神曲炒，一两
香附忌烘晒，一两五钱	苦参炒，五钱	黄连炒，五钱
针砂醋煅，研，飞，一两五钱		

用醋水各一盏，打神曲糊丸，如梧子大。每服三钱。白术六钱、陈皮一钱、生姜一片煎汤送下。

沉香化气丸

古人云：气有余便是火。凡气郁之证，其中无不蕴热者。方中

---

① 山稜：即山棱，稜同"棱"。

以沉香疏利肝中滞气，即佐以黄芩、大黄上清肺胃，下涤肠府，而气郁蕴热之症可以治矣。而又恐其过于消克也，复入参、术以保护中气，再入姜、沥以疏利痰气，虚实兼到，用意至为周密。凡食积、痰气痞胀妨食之证，均可治之。每服三钱，淡姜汤送下。

大黄二两，酒制　　　　　淡芩二两　　　　　　人参三两

白术三两　　　　　　　　沉香五钱

前四味用姜汁竹沥七浸七晒，候干为末，再和沉香末、神曲糊丸，辰砂为衣。

伐木丸

伐木丸出张三丰《仙传方》，云此乃上清金蓬头祖师所传，治黄肿如土色者，其效如神。方中皂矾性味酸凉，其消积燥湿之功迥非他药可及，制以醋煅，丸以醋糊，盖以泻肝木之气，而使脾胃无贼克之患也。苍术泄阳明安太阴，其除湿有专功，黄酒面曲乃绿豆、杏仁、辣蓼所罨①，其辛凉之气专除陈腐，合诸品以泄湿疏滞，其效如枹鼓也，固宜。

苍术一斤　　　　　　　皂矾醋煅，一斤　　　　　六神曲四两

共为细末，醋糊为丸。

积实消痞丸

凡气机不化，湿热、食积停阻而致痞满者，东垣制此方治之。

---

① 罨（yǎn，音掩）：掩盖，覆盖。酿酒中有"罨黄"之说，即掩盖发酵物，保湿保温，以利霉菌发育，长成黄色孢子。明·宋应星《天工开物·酒母》："凡麦曲，大、小麦皆可用。造者将麦连皮，井水淘净，晒干，时宜盛暑天，磨碎，即以淘麦水和作块，用楮叶包扎，悬风处，或用稻稿罨黄，经四十九日取用。"

方中枳实行气破坚，黄连泻热开郁，二者为消痞之主药。厚朴苦温而消湿满，麦芽甘平而消食积，半夏燥湿痰而和胃，干姜散结气而温脾，皆所以破其痞而散其气也。复入四君，甘温补脾，使气足脾运而痞自化，此所以散邪而不伤正气也。每服三钱，广皮汤下。

枳实二两　　　黄连四钱　　　　厚朴八两　　　麦芽三两

干姜四钱　　　制半夏一两五钱　　人参二两　　　白术二两

茯苓三两　　　炙甘草一两

炼蜜为丸。

中满分消丸

中满分消之法，东垣立汤、丸两方，汤方治寒胀，丸方治热胀，各有攸①宜。丸方用泻心法以泻中焦之湿热，合四苓法以利膀胱之水道，再加参、草以培中气，枳、朴以行滞气，疏补兼施而仍以分利湿热为主。凡胀病初起，服之无不见效。早、晚用灯心汤送下二钱，忌食盐、面。

川朴　　　　　制半夏　　　　　黄连　　　　　淡芩

泽泻　　　　　枳实白术拌炒　　猪苓　　　　　人参各五钱

甘草一钱

为末，蒸饼作丸。

青州白圆子

凡癫痫、暴厥不省人事，一切奇险之证皆痰为患也。治痰之药，

---

① 攸（yōu，音幽）：所，《尔雅》："攸，所也。"

缓剂不能治重病，而猛剂又易伤正气。此方中半夏、南星、白附皆逐痰之猛药，又得川乌斩关夺门之将，领之[1]以搜逐痰涎。四物皆用生者，取其力之全也，其治痰亦云猛矣。而其制法，则漂以矾水，所以杀其烈性也，糊以姜汁，所以解其毒气也。化猛药为和平，有攻逐之功而无燥烈之弊，其法可称尽善。每服五七丸，开水送下。虚人，人参汤下。

白附子二两　　　生南星三两　　　生半夏七两　　　生川乌五钱

上药俱生，研，矾水漂净，春五日、夏三日、秋七日、冬十日去水晒露，焙干燥，姜汁米糊为丸。

指迷茯苓丸

此丸出《本事方》，治中脘留伏痰饮，臂痛难举，手足不能转侧，背上凛凛恶寒。方中以半夏、茯苓消痰利湿为君，佐以枳壳，宽胸中之气，风化硝[2]消经隧之痰。每服三四十丸，空心，开水送下。

茯苓一两　　　半夏曲一两　　　枳壳五钱　　　风化硝二钱五分

姜汁泛丸。

控涎丹

水饮停积而为痰涎，此丸能控之而使行，故曰控涎。白芥子色白入肺，消皮里膜外之痰，甘遂色黄入脾，决周身经隧之水，大戟色黑入肾，逐腹内藏府之水，三者引经各异而逐水则同。此为峻剂，虚弱者不得轻用。每服七八分，姜汤送下。

---

① 之：甲戌抄本无"之"字。

② 风化硝：即芒硝风化之品，清·严西亭等《得配本草》卷一："以芒硝置风日中，硝尽水气，轻如白粉，为风化硝。"

甘遂　　　　　大戟　　　　白芥子

三味各等分，粉糊为丸。

白金丸

癫多喜笑，狂多忿怒，皆因痰瘀阻塞心窍所致。方中白矾酸咸能软顽痰，郁金苦辛能去瘀血，痰瘀既去，则心窍通而神志可清矣。每服一钱，薄荷汤下。

广郁金七两　　　明矾三两

研末，薄荷煎汤泛丸。

禹攻丸

凡脾湿肿胀，用此药攻之如神，禹决水故名禹攻。方以黑丑苦温入脾，泻湿欲其下走大肠，故以舶茴辛香者引之，从戊入丙至壬[①]，开通阳道，走泄湿邪，俾得以一泻无余而水土胥[②]平矣。

黑丑四两　　　大茴香炒，一两

入磨一次，不复再磨，以生姜自然汁打丸。

镇 心 丸

癫痫之病，必由痰扰心肝两藏所致，方中用犀角、川连以清两藏之火，辰砂、珍珠以安两藏之神，西黄、胆星以劫两藏之痰，合

---

① 从戊入丙至壬：从胃入小肠至膀胱，故曰开通阳道。明·杨继洲《针灸大成·卷五·十二经纳干支歌》："甲胆乙肝丙小肠，丁心戊胃己脾乡，庚属大肠辛属肺，壬属膀胱癸肾藏，三焦亦向壬中寄，包络同归入癸方。"

② 胥（xū，音须）：皆，都。《诗经·小雅·角弓》："尔之教矣，民胥效矣。"

之茯神、枣仁、麦冬、甘草以清养心阴、敛摄心气，而癫痫之病可平矣。每服一丸，竹沥化下。

乌犀尖磨，五钱	茯神七钱	麦冬三钱	辰砂三钱
珍珠一钱	西黄七分	毛连三钱	炙草一钱
枣仁一两	胆星五钱		

炼蜜为丸，重四分，腊封。

木香槟榔丸

凡气机不通之病，多由湿热气积壅滞而成。方中以木香、槟、莪、青、陈、壳、附疏气导滞，更合连、柏以清化湿热，大黄、牵牛以导之下行。凡一切胸腹气满、二便涩滞、气机不鬯[①]之病，得此可以快利。每服五十丸，食远姜汤下。

木香一两	槟榔一两	枳壳一两	黄连一两
陈皮一两	青皮一两	当归一两	莪术煨，一两
京三棱五钱	大黄二两	黄柏二两	香附二两
黑丑二两			

芒硝汤泛丸。

枳实导滞丸

凡饮食停滞，非有以推荡之则不行，故以大黄、枳实攻而下之，神曲温而消之，病兼湿热，佐之以芩、连清热，苓、泽泄湿，而又恐苦寒伤胃，再复以白术之甘温，所以补土而扶正也。凡饮食不化、痞闷、腹痛、泻痢诸证，均可治之。

---

① 鬯（chàng，音唱）：同"畅"。

制大黄二两　　姜汁炒川连三钱　　焦白术五钱　　枳实二钱
炒神曲四钱　　云茯苓三钱　　淡黄芩二钱　　福泽泻炒，二钱
生姜煎汤泛丸。

香砂枳术丸

东垣取《金匮》枳术汤之法，而以荷叶烧饭改制为丸，治脾不健
运，饮食不化，盖取留滓于胃，缓以消之之意。后人增木香、砂仁名
香砂枳术丸。凡气滞脘痞、宿食不消者，每服三钱，开水送下[①]。
广木香八钱　　生枳实一两五钱　　焦白术三两　　奎砂仁八钱
水泛为丸。

止痛良附丸

凡脘腹作痛，大抵因寒气交阻所致。此方以良姜散脾胃暴感之
寒，香附疏肝脾郁结之气，两者相须则寒散气通，而痛自止矣。每
服三钱，温汤送下。
高良姜八两　　京香附八两
水泛为丸。

保和丸 附加味保和丸

保和丸原方以山楂消油腻腥膻之积，神曲消酒食陈腐之积，莱
子消麦面之积，麦芽消乳食之积，合二陈以消痰理气，茯苓以渗湿，
连翘以清热，消导之法亦云备矣。更[②]加枳、朴以疏滞，香、砂以悦

---

① 开水送下：甲戌抄本作"开水汤下"。
② 更：甲戌抄本无"更"字。

脾，是能于消导之中兼疏气滞。凡痛泻、痞胀、疟痢等证之由于食积者，均可治之。每服三钱，开水送下。

焦楂炭三两　　　　茯苓二两　　　　　陈皮一两五钱

麦芽三两　　　　　半夏一两五钱　　　连翘一两五钱

神曲炒，三两　　　川朴一两五钱　　　苍术一两五钱

木香一两　　　　　莱菔子炒，三两　　砂仁一两

焦枳壳二两　　　　炙甘草八钱

水泛为丸。去香、砂、枳、朴即保和丸原方。

理中丸 附：附子理中丸

理中者，理中焦之气以交通阴阳也。上焦主阳，下焦主阴，中焦为阴阳交际之处。仲景于中焦热者，以五苓和；太阳寒者，以理中和；太阴，用散、用丸而不及汤者，汤主荡涤，无留恋之能，少致和之功耳。方中人参、甘草，甘以和阴也，白术、干姜，辛以和阳也，辛甘相辅而中阳自和，虽曰温剂，实则和剂也。再加附子名附子理中丸，凡脾脏虚寒、中土不运以致腹中疼胀、饮食不化、泄痢不止等证，此为要剂。每服三钱，开水送下。

炮姜炭一两　　　人参三两　　　冬术三两　　　炙甘草一两

炼蜜为丸。

附子理中丸，再加淡附子一两泛丸。

二 陈 丸

二陈丸，治痰之祖方也。痰由水饮熬炼而成，《内经》有饮字而无痰字，至仲景始有痰饮之名。故古人治痰，必以行水之茯苓为主，合半夏以通利胃气，橘皮以疏理脾气，甘草两和脾胃，橘、半以陈者

为良，恐燥散而伤正气也，故以二陈名方。凡一切湿痰为患之病均可治之。

半夏二两　　　　陈皮三两　　　生草一两　　　茯苓二两
姜枣汤泛丸。

清 金 丸

咳嗽一证，其因不同，而因于感寒、伏饮者为最多。此方蠲饮化痰，以二陈为主，更加疏散风寒之品。凡久咳之由于湿痰、寒饮者，服之无不奏效。每服三钱，开水送下。

净麻黄一两五钱　　葶苈子二两　　大贝一两五钱　　法半夏一两
苏子一两　　　　　杏仁一两五钱　橘红一两　　　　制南星一两
桔梗一两　　　　　生草一两　　　白术一两五钱　　百部二两
旋覆花二两
水泛为丸。

平 胃 散

土之太过者曰敦阜，土之不及者曰卑监，凡湿气太胜，土运不及则胃土卑湿，嫌其泛滥而不平矣。方中苍术辛温，能助胃行湿而生发谷气，厚朴苦温，能温胃渗湿而辟除浊气，佐以陈皮通肠府之气，甘草调脾藏之气。凡中宫湿滞而患濡泻、痞满诸证，悉可治之。

川朴　　　　　陈皮　　　　炙甘草各一两五钱　　　茆术① 二两
水泛为丸。

----

① 茆（máo，音毛）术：即苍术，茆同"茅"，明·刘基《诚意伯刘文成公文集》："覆之以茆"。茆术即茅苍术，以江苏茅山地区为道地药材的产区而得名。

逍遥散

庄子云：散虑逍遥。盖取解散郁气之意。郁证必由乎肝木，木郁则克脾土，肝脾交病，此郁证之大较也。此方以归、芍养肝，即以柴胡达木郁，以苓、术补脾，即以橘皮疏土郁，更复甘草以调和之，薄荷以清散之。肝脾两调，丝丝入扣[①]。薛立斋加山栀以清气分郁火，丹皮以泻血分郁热，其理甚通，今特遵之。凡因肝郁而致寒热、咳嗽、胁痛、经阻者，此方最宜。

当归一两　　　　白芍酒炒，一两五钱　　　柴胡炒，七钱

薄荷五钱　　　　茯苓一两　　　　　　　白术一两

炙甘草八钱　　　橘红八钱　　　　　　　煨姜三十片

丹皮一两五钱　　黑山栀一两

越 鞠 丸

越鞠者，发越鞠躬郁伏之气也。吴鹤皋云：香附疏气郁，抚芎[②]调血郁，栀子清火郁，苍术开湿郁，神曲消食郁，半夏化痰郁。凡此六郁悉由乎气机之不通，若因此而为痛、呕、胀、痢者，均以此丸治之。每服百丸，开水送下。

川芎童便浸，二两　　苍术米泔浸，二两　　香附二两

六神曲一两五钱　　　山栀一两五钱　　　　半夏一两

麦芽煎汤丸。

---

① 扣：原作"蔻"，据文义改。
② 抚芎：即芎䓖，产于江西抚州者。清·赵学敏《本草纲目拾遗·卷三》："芎䓖有数种，蜀产曰川芎，秦产曰西芎，江西为抚芎。"

乌梅丸一名安蛔丸

　　厥阴肝藏体阴而用阳，故治肝之剂，每以寒热错杂之品行之。
方中君以乌梅而更用醋浸，欲其急泻厥阴也，臣以椒、桂、姜、附、
细辛之辛热，以辛胜酸，又不欲其收敛阴邪也，椒、桂通上焦之君
火，辛、附通下焦之生阳，干姜、参、归温理中焦脾胃之阳，复入
连、柏之苦寒以泻心滋肾，则寒热交济，合肝藏之治法矣。其治蛔
厥者，酸可缩蛔，辛可伏蛔，苦可安蛔也。其治藏厥者，酸以泻肝，
辛以散肝，人参补土以缓肝，又得连、柏监制其辛热，俾得分致于
足三阴，而阴阳和平，藏厥自止矣。

乌梅醋浸[①]，九十三个　　花椒炒，四钱　　　干姜二两

淡附子六钱　　　　　　细辛六钱　　　　当归四钱

党参六钱　　　　　　　黄连一两五钱　　黄柏六钱

桂枝六钱

乌梅打烂和丸。

左 金 丸

　　木气从左而升，金气从右而降，方名左金，欲使金气行于左而
制其肝木也。方中以黄连之苦寒为君，可以泄肝火燥胃湿，佐以吴
萸之辛热则引之入肝，制以盐水之清降，则约之下行。凡肝火冲逆、
呕吐酸苦，属肝气之有余者，服之立效。

川连盐水炒，六两　　　　吴萸盐水炒，一两

取净末，水为丸。

---

① 醋浸：原作"酒浸"，据正文改。

柳氏加味左金丸

左金丸方，前人本从乌梅丸夺胎而出，专治肝木侮胃之证，但有苦泄辛开而无酸摄之功，犹未尽治肝之能事也。兹仿仲景乌梅丸法，再参入疏气之品。凡一切肝气不平胀痛、呕逆者，服之颇建奇功。每服一钱五分，佛手汤送下。

川毛连吴萸一钱五分拌炒，三钱	广木香生，研，二钱
沉香二钱　　丁香二钱	降香二钱　　白芍炒，八钱
青皮醋炒，五钱　金铃子五钱	延胡炒，五钱　丹参八钱
归身八钱　　制香附八钱	川朴四钱　　蔻仁四钱
洋烟二钱　　乌梅肉八钱	

乌梅打烂为丸。

戊己丸

左金丸以黄连泄肝火之僭[①]，吴萸平肝气之逆，其功专于治呕。若木气横逆内侮中土而作痛者，必佐芍药以平之。此方增用白芍于土中泄木，开营气之结，更佐神曲疏中宫之壅。凡肝木侮土腹痛、泄痢者，服之立效。每服一钱五分，砂仁汤下。

川连六两　　　吴萸一两　　　白芍六两
神曲糊丸。

当归龙荟丸

五藏皆有火，惟肝火为最炽，肝火一动，每挟诸经之火以为患。

---

① 僭（jiàn，音间）：同"僭"，乱、罪过之义。《诗经·大雅·抑》："不僭不贼。"

方以芦荟、青黛、龙胆直折肝藏之火，合以黄连泻心火，黄芩泻肺火，黄柏泻肾火，栀子泻三焦之火，分诸经而泻之，而肝火乃失其党援矣。火旺则血虚，故以当归之补血者为君，火旺则胃实，故以大黄之通滞者为臣，气有余便是火，故以麝香之主持正气，神曲之疏化宿气，木香之通行滞气者为佐。凡惊悸、眩晕、昏狂、便闭、囊肿、胁痛诸症属肝经实火者，均可服之。

当归	黑山栀	黄柏	龙胆草各一两
木香三钱五分	生大黄五钱	川毛连一两	飞青黛三钱
元寸香五分	淡芩一两	芦荟五钱	

神曲糊丸。

葛氏十灰丸

凡失血之病，图治者必以止血为首务。方中大蓟、小蓟和上行之血，茜草、茅根和横络之血，侧柏、棕榈涩而止之，薄荷、山栀清而散之，丹皮清血中之伏热，大黄导上借之壮火，十味均炒为炭者，一则取黑以止血之意，再则诸药中有辛窜之性，炒之极黑则性味和平矣。凡血证由乎血热妄行而吐咯不止者，服此先止其血。每服二三钱，藕汤或童便送下。

大蓟	小蓟	侧柏	山栀
血余	陈棕	茜根	丹皮
薄荷	大黄		

各等分，烧灰存性，米饮为丸。

脾约麻仁丸

脾约属脾土过燥胃液消亡，以致大便不通之证。方中先用麻、杏以润脾燥，芍药以养脾阴，然后以枳、朴、大黄参小承气之法行之，则虽下而无妄行之虑矣。用法：先服十丸，以渐增加。盖脾燥宜用缓法行之，非比^①胃府燥实可用急下之例也。

生大黄四两　　　川朴二两　　　杏仁一两五钱　　　麻仁一两五钱

白芍二两　　　炒枳实二两

炼蜜为丸。

更衣丸

凡大便不通必由燥结，而燥结之由则有二焉：有客热燔灼结成燥粪者，宜硝黄下之；有里热烁津，肠胃不濡而燥结者，前贤别制更衣丸以通之。古人入厕必更衣，故以为名。方以苦寒之芦荟为君，苦以濡胃，寒以胜热，配甘寒之辰砂，体重下达，气寒清热，能取坎填离，与芦荟一黑一赤，得交济水火之意，二味质性寒滞，更须得美酒以鼓动之，药力乃行。凡肝火内燔，里热壅结而大便不行者，服之即通。每服二钱，好酒送^②下。

芦荟七钱　　　飞辰砂七钱

酒燉和为丸，辰砂为衣。

备急丸

凡大便不通，有阳结、阴结之分。阳结者，既有承气、更衣等法，此方专治阴结便秘，用干姜驱中焦寒邪，巴霜逐肠胃冷积，复以大黄通地道，又能解热药之毒，是为有制之师。凡寒气冷积稽留肠胃，心腹气痛，大解不通者，服之神效。每服三丸，暖水送下。

---

① 比：甲戌抄本作"此"。

② 送：甲戌抄本无"送"字。

巴豆霜一两　　　大黄二两　　　生干姜二两

炼蜜为丸，如绿^①豆大。

礞石滚痰丸

礞石性寒下坠，功专化痰，得焰硝性热上升之物，与之同煅，不特取其有化石之用，并可使礞石之性得以流动不滞，而一寒一热有阴阳相济之妙矣。王隐君曰：其痰如桃胶、破絮、蚬肉之状，咯之不出，服此，其痰下滚从大便出。更复以黄芩肃肺经清化之源，大黄泻脾经酿痰之热，沉香利肾经生痰之水，三焦清利，痰自不生矣。每服三五十丸，量人强弱加减。

制大黄一斤　　　青礞石二两　　　淡芩一斤　　　沉香一两

先以礞石用火硝二两煅至红为度，另研细无声为度，再入前药研，和匀，用姜枣汤泛丸。

大黄䗪虫丸

《金匮》以虚劳与血痹列为一门，可知虚劳之病必由血络痹窒而起，又推论诸虚不足以为致劳之原，然血痹未至于干血，劳伤未至于虚极者，则犹有可治，惟纳谷日少，营卫凝涩，瘀积牢不可破，即有新血亦不能畅茂条达，其不至于血干而死者几稀矣。仲景以此丸治之，君以大黄，从胃络中通瘀润燥，佐以黄芩清肺卫，杏仁润心营，桃仁理肝虚，生地滋肾燥，虻虫性升，入阳分破血，水蛭性下，入阴分逐瘀，干漆破关节之瘀血，蛴螬去胁下之坚血，䗪虫破坚通络行伤却有神功，故特与大黄表而出之，复以芍药甘草扶脾胃，

---

① 绿：原作"录"。

解药毒，取缓中补虚之义。凡虚劳初起，早与疏通，则营卫得调，不至延成虚损而不可治矣。

大黄蒸，二两五钱	杏仁一两	淡芩一两
白芍四两	蛴螬一两五钱	虻虫一两五钱
地鳖虫去头足，八两	生地八两	水蛭一百个
干漆一两	桃仁一两	甘草三两

炼蜜为丸。

茴香橘核丸

凡疝气是寒湿阻于气分之病，但气病经久，必及于血，寒湿经久，必化为热，故治疝者，必气血兼通，寒热互用，乃为周匝。此方以枳、朴通中焦之气，桔梗提上焦之气，木通疏肝络之气，茴香、木香畅奇经之滞气，川楝、延胡调肝经之血郁，桂心、沙苑温奇经之血脉，更加昆布以治痰，桃仁以通瘀，俾邪之结于肝肾奇经者，皆能疏畅而疝气可平矣。每服三钱，用橘核煎汤送下。

胡芦巴丸

疝气之病，属肝肾气虚而有湿热注之。此方芦巴、戟肉温养肾气，吴萸、小茴温理肝气，复入川楝以泄肝肾之湿热，黑丑以行下焦之浊气，服之则疝气渐散。每服，空心，淡盐水或酒送下三十丸。

刘松石猪肚丸

此治肥贵人湿热遗精之方也。诚以肥贵之人，嗜鲜饮醇，酿成湿热，留伏阴中，即为梦泄。猪肚为水畜中之脏，功能厚胃泄水，佐白术以培土胜湿，所以截其病之从来也，苦参泄脾湿而坚肾阴，佐牡蛎以清阴胜热，固脱止遗，又先于其湿之所往也。既清泄其湿热，又固摄其肾气，而遗精之病岂犹有不止者哉。

威喜丸

抱朴子云：茯苓千岁，上生小木状如莲花名威喜芝，取其利下焦之湿热，而不伤精气也。制以猪苓，导之下出前阴，佐以黄蜡，性味缓涩，有续绝补髓之功，能调斫丧之阳，理溃乱之精，凡元阳虚惫而为遗浊带下者，此丸主之。每服四五十丸，空心开水送下，以小便清为度，忌食米醋。

通关丸一名滋肾丸

《难经》云：关则不得小便，此下焦证也。凡小便不利而渴者，热在上焦阳分，须气薄淡渗之阳药治之；不渴者，热在下焦阴分，乃肾与膀胱之气为热所闭而不得通。《内经》所谓无阴则阳无以化也。须气味俱厚之阴药治之。东垣制是方，用黄柏以泻膀胱之热，知母以清金水之源，一燥一润，乃气味俱厚之阴药，佐以肉桂，寒因热用，所谓伏其所主而先其所因，则郁热从小便出而关开矣。凡下焦郁热而小便不通及肾虚内热腰膝痿软者，并可治之。每服三钱，盐花汤下。

脏连丸

脏连丸治湿热流于大肠血分，或为痔疮，或为便血，日久不愈。方以川连之清泄湿热者为君，槐花之入肠凉血者为佐，更以韭菜疏通凝滞，以猪脏^①引入大肠，制方之意极为精到。每服四五十丸，米汤或乌梅汤下，食前服。

槐角丸

局方槐角丸治肠风藏毒，下血不止。方中槐角疏肝泻热，能凉大肠，故以之为君，佐以当归和营补血为臣，再用黄芩清肠中气分之郁热，地榆清下焦血中之湿热，更加枳壳以利气，防风以疏风，则凉血祛风两法俱备矣。每服三钱，空心，米饮送下。

四 神 丸

肾者，胃之关。久痢必责之肾，况五更泄泻，尤脾肾虚寒之显著者乎。方中破故纸辛热入肾，肉豆蔻甘温入脾，气收敛而不走，性温润而不燥，以此温养脾肾，则戊癸可以化火，而冷泄之病可愈。更加吴萸辛热以伐肝邪而安土，五味酸温以摄肾气而止泻，佐以姜枣调和脾胃。凡命门火衰不能生土，而致休息久痢、清晨泄泻者，均可治之。每服二钱，临卧米汤送下，或温酒亦可。

柳氏秘制半夏

半夏专消胃中湿痰，降胸中逆气，惟本质燥烈，前人每用法修制以减其性，但制法各种不同。今博稽古法，择其精粹可师者，依法修制，有化痰降气之功，无耗液伤津之弊。凡痰饮咳嗽、呕逆气动等证，每用一二粒，研末，开水或参汤调下，多服久服痰气自平。

---

① 猪脏：公猪大肠。

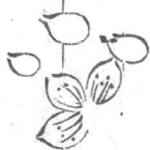

卷第三

外 感 门

吴氏安宫牛黄丸

此丹为吴鞠通所定之方，以牛黄、雄①、麝②、片③、郁④芳香灵异之品，化秽浊而清神明，佐以犀角、珍珠、辰砂、金箔保肾水而安心体，复加⑤芩、连、山栀以通火腑而泻心，用与寻常之牛黄丸不同。凡温暑时疫，热陷膻中，蒙蔽灵窍，神昏谵语，一切危急之证，用银花薄荷汤化下一丸，虚者人参汤下。兼治卒中、五痫，凡大人小儿痉厥之因于热者均可用之，病重体实者日再服，小儿减半。

上牛黄一两	乌犀角磨，一两	郁金一两	川连一两
辰砂一两	大梅片二钱五分	元寸香⑥二钱五分	珍珠五钱
山栀一两	雄黄一两	淡芩一两	

金箔为衣，上药研细炼蜜为丸。

局方紫雪丹

此丹治烦热不解，狂易叫走，疫毒发斑⑦，一切毒火邪火穿经入藏，危险之证。方中寒水石、石膏、滑石、硝石大泻诸经之火为君，

---

① 雄：手抄本残卷无此字。
② 麝：手抄本残卷作"麝香"。
③ 片：手抄本残卷作"梅片"。
④ 郁：手抄本残卷作"郁金"。
⑤ 复加：原作"复"，据手抄本残卷改。
⑥ 元寸香：即麝香别名。
⑦ 斑：原作"班"，据文义改。

磁石、元参以滋肺肾为臣，犀、羚以清心宁肝，升麻、甘草以升阳解毒，丁、木、沉香以温胃调气，麝香以透骨通窍，皆为佐使。每用五六分至一钱，冷水调服。

飞滑石一斤　　　　寒水石一斤　　　　石膏一斤

磁石水煮二升，捣前去渣，入后药　　　羚羊角五钱

犀角五钱　　　　　沉香五钱　　　　　丁香一两

广木香五钱　　　　元参一斤　　　　　升麻一斤

炙甘草八钱

以上十二味并捣剉入前药汁中煎，去渣，入后药。朴硝二斤、硝石二斤提净入前药中煎，不住手将柳木搅，候汁欲凝，再入后药，辰砂三两，研细、麝香一两二钱，研细入前药拌合。

碧雪丹

此方仿紫雪之制而不用黄金、犀、羚等贵重之品[1]，较为简便，治一切积热，咽喉肿痛，口舌生疮及天行时热[2]，发狂昏愦[3]等证。每用钱许，凉水调下或含咽、吹入均可。

石膏[4]飞，念两[5]　　　寒水石飞，念两　　　硝石一斤

马牙硝一斤

加朴硝一斤、芒硝一斤、生甘草念两煎水，入前药，化为丹，再加青黛二两。

---

① 贵重之品：手抄本残卷作"味"。
② 天行时热：手抄本残卷作"天行时疫"。
③ 发狂昏愦：手抄本残卷作"发热狂妄昏愦"。
④ 石膏：手抄本残卷原作"石羔"，按石羔为石膏俗写，今改之。
⑤ 念两：即"廿两"，二十两之义，按"念"为"廿"之大写，清·林觉民《与妻书》："辛未三月念六夜四鼓。"

局方至宝丹

　　王晋三曰：此治心脏神昏，从表透里之方也。黄、犀、玳、珀以至灵之物内通心窍，硃、雄、二箔以重镇之品安镇心神，佐脑、麝、安息搜剔幽隐诸窍。凡热入心包，舌绛神昏者，以此丹入凉营方中用之，能安神定魄，立展神明，有非他药所能及者。

| 犀角一两 | 元寸一钱 | 牛黄五钱 | 玳瑁一两 |
| 琥珀一两 | 雄黄一两 | 辰砂一两 | 龙脑一钱 |

　　金银箔各五十张和入水安息一两，如无水安息，以苏合油二钱代之或加重元寸香代之，每粒三分腊封。

苏合香丸

　　苏合香专通经络窍隧，故君之以名其方，与安息相须，能内通藏府，龙脑辛散走窜，同麝香①能内入骨髓，合之犀角入心，沉香入肾，香附入肝，木香入脾，熏陆香②入肺，复以丁香入胃者，以胃亦为一藏也，用白术为使者，欲令诸香留顿于脾，然后转输各藏也。诸藏皆以辛香通之，独心藏复用朱砂者，以心为火藏，不宜辛热散气之品也。专治传尸卒中、心腹暴痛、僵仆不醒、及一切气闭证之属寒者。每用一丸，姜汤或温酒化下。

苏合香二两	丁香一两	白术一两	犀角一两
沉香一两	元寸一两	炒香附一两	水安息二两
冰片一两	木香一两		

---

① 麝香：手抄本残卷作"元寸香"。
② 熏陆香：即乳香。宋·寇宗奭《本草衍义·卷之十三·沉香木》："熏陆香……南番者更佳，此即今人谓之乳香，为其垂滴如乳。"

辰砂一两为衣，上药以水安息、苏合香和蜜打丸重五分，姜汤或温酒化下。原方有檀香、荜茇、诃子，《局方》裁去之，因涩耳。

万氏牛黄丸

热邪入于心包，非草木之香所能透达，必得牛黄幽香之品，乃能内透包络与神明相合，然尤在佐使得宜，万氏用芩、连、山栀以泻心火，郁金以通心气，辰砂以镇心怯，合之牛黄，有相得益彰之妙。凡温邪内陷神昏者，调入清营剂内颇见奇功[①]。

上西黄五分	毛连一两	淡芩四钱	辰砂三钱
山栀六钱	郁金四两		

牛黄清心丸

万氏清心丸以牛黄领诸药入心以清心，其义精矣。后人犹嫌其力薄也，更增入犀角以清营热，珍珠以靖[②]肝风，雄黄以劫痰涎，冰、麝以开内窍，较原方力量尤大。每用[③]一丸，灯心汤送下，重者倍之。

上西黄三分	文蛤一钱	西珀七分	茯苓一钱
珍珠三分	天竺黄二钱	元寸三分	元参一钱
腰黄[④]一钱	桔梗一钱	黑山栀一钱	荆芥一分
当归一钱	防风一钱	冰片七分	胆南星一钱
淡芩一钱	轻粉二钱	川连二钱	甘草一钱

炼蜜与枣膏为丸，每两十丸，辰砂为衣。

---

① 奇功：手抄本残卷作"奇效"。
② 靖：手抄本残卷作"清"。
③ 用：手抄本残卷作"服"。
④ 腰黄：即雄黄，指雄黄中质量好者。

灵宝如意丹

此方传自京都，方中用西黄、麝香、蟾酥、腰黄①、梅片等灵异芳香之品，以安神明而逐邪气，佐以葶苈通气，血竭和血，硼砂涤垢，粉霜化痰，天虫②清风，而君以人参、辰砂以扶正气而奠心神。凡中风、伤寒、疟疾、瘟疫③诸症，心胃气痛，小儿食积腹痛以及疮毒肿烂，四肢疼痛均可奏功。每服五丸或七丸，孕妇忌服。

白粉霜三两	人参三钱	西黄三钱	元寸六钱
苏子三钱	葶苈子二两	血竭二两五钱	冰片六钱
辰砂三钱	雄黄二两五钱	丹石二两五钱	天虫一两五钱
蟾酥六钱			

各研末，取净粉烧，酒化蟾酥泛丸如芥子大，辰砂为衣。

诸葛行军散 附：人马平安散

治时痧霍乱、山岚瘴疠，及暑毒痧秽等邪内干包络危急之证。方中以④硼砂、火硝清泄秽毒，西黄、腰黄入藏劫涎，冰、麝以开窍清神，金珠以镇惊熄肝。八味皆清香灵异之品，以之开窍泄邪，力大而效速。昔武侯五月南征，军中染疫，以此治之。地属蛮方⑤，时当夏令，其病必偏于暑热，即此药之宜于热邪，亦可想见。此方去西黄、

---

① 腰黄：原作"要黄"，按腰黄即雄黄，清·王洪绪《外科症治全生集·卷二·诸药法制及药性》："雄黄，名腰黄，透明者佳，水飞。"
② 天虫：即"白僵蚕"，按中国药学会上海分会、上海市药材公司合编《药材资料汇编》载白僵蚕异名"天虫"。
③ 疟疾、瘟疫：手抄本残卷作"疟痫"。
④ 以：手抄本残卷作"用"。
⑤ 蛮方：手抄本残卷作"蛮地"。

珍珠，加辰砂即人马平安散，治病略同。每用二三分，凉开水调下。

西黄一钱　　　腰黄八钱　　　元寸一钱　　　珍珠一钱

硼砂二钱　　　火硝一钱　　　姜粉一钱　　　冰片二钱

金箔六十片

人马平安散：元寸八分　　　西黄三分　　　马牙硝五钱

　　　　　　辰砂三钱　　　腰黄五钱　　　冰片一钱半

八宝红灵丹 原名绛雪丹

此丹一名绛雪，与紫雪、碧雪同为时邪痧疫中必备之药。方中以硝、硼、礞石泄胸中之秽热，硃砂、雄黄劫入藏之痰涎，冰、麝开内窍而伸正气，金箔镇心悸而清心神。治霍乱痧胀、肢厥脉伏，转筋昏晕，暑毒时疫，凡时痧之属于热者[1]，服之立效。每用[2]一分，凉开水送下。

马牙硝一两　　元寸一钱半　　月石[3]六钱　　辰砂一两

煅礞石四钱　　雄黄六钱　　　冰片二钱五分　金箔五十片

飞龙夺命丹

此丹会集卧龙行军诸方芳香灵异之品，而增入明矾以消上膈[4]之痰涎，人中白以去下焦之浊秽，凡痧胀疞[5]痛、霍乱转筋、神昏危急

---

① 暑毒时疫，凡时痧之属于热者：手抄本残卷作"暑毒时疫之属于热者"。

② 用：手抄本残卷作"服"。

③ 月石：硼砂之别名。

④ 上膈：手抄本残卷作"膈上"。

⑤ 疞（jiǎo，音缴）：腹中急痛。清·段玉裁《说文解字注·疒部》："疞，腹中急痛也。痛字依小徐及《广韵》补。今吴俗语云绞肠刮肚痛，其字当作疞也。"

之证，或时病逆传，神昏狂谵，小儿惊痫瘛疭诸症，每以少许吹鼻取嚏，重者用凉水调服一分，小儿减半。王梦隐曰：此丹芳香辟秽、化毒去邪、宣气通窍，有斩关夺隘之功，洵起死回生之药也。

人中白煅，八钱	西黄二钱	冰片四钱	朱砂三两八钱
珍珠三钱	净麻黄四钱	元寸三钱	雄黄二两
青黛五钱	月石煅，三钱	灯心灰五钱	明矾五钱
杜酥[①]一钱半	真金三百片	牙皂三钱	

各研细末。

卧 龙 丹

治番痧疫毒，气闭神昏，一切卒倒急暴之证。方中荆芥、灯心入血而去热，羊花、猪皂入气而去邪，龙脑、麝香以开窍泄秽，西黄、辰砂以定惊安魂。凡用少许搐鼻取嚏，则窍开而邪自散矣。

闹羊花[②]五钱	元寸二钱	牙皂三钱	杜酥三钱
荆芥炭一两	大梅片二钱	西黄二钱	辰砂五钱
金箔五十片			

太乙玉枢丹[③] 一名紫金锭

凡时痧疫毒、瘴疠之邪中于人者，必依附人身中所有之痰涎以发病，不去其依藉之物，则邪不得而去也。方中以慈菇、文蛤入里

---

① 杜酥：即"蟾酥"。《冉雪峰本草讲义》："蟾酥乃治毒之要药也，制合得宜，敷服皆可。江南出者为杜酥，要无面块，神色起亮光者佳。"

② 闹羊花：手抄本残卷原作"闹杨花"，据正文改。按闹羊花，即羊踯躅，清·张秉成《本草便读》："闹羊花，一名羊踯躅，羊食之即踯躅而死，故又名羊不食草。辛温，有大毒。主治、功用与风茄花相似。"

③ 太乙玉枢丹：手抄本残卷作"太乙救苦丹"。

而搜剔痰涎，千金①、大戟通府而泄逐水饮，合之雄黄以解毒，硃砂以安神，以麝香领导②诸药以宣窍逐秽，共成驱邪反正之功。凡时邪霍乱、惊忤癫狂、尸疰中毒以及痈疽疮毒、蛇犬虫伤，服之多效，孕妇忌服。

毛菇③ 二两	大戟二两	雄黄五钱	辰砂五钱
元寸三钱	文蛤二两	千金霜④ 二两	

糯米汤丸。

痧气蟾酥丸

此丸治暑月吸受秽恶，痧胀腹痛⑤，或贪凉饮冷，霍乱吐泻等证。蟾蜍为土中之精，而蟾酥又得蟾蜍之精，其性辛温，能透发土中恶毒之气，故以之为君，佐以苍、沉、丁、木辛温香燥以散其寒，硃、雄、西黄佐蟾酥以透毒，麝香佐诸香以宣窍。凡时疫痧毒之属于寒者，服此最宜。

杜酥三两	雄黄三两	元寸一钱	茅术土炒，四钱
木香二两	沉香一两	公丁香一两	辰砂一两五钱

---

① 千金：即千金子。宋·陈自明的《外科精要·卷中·论医者更易良方第三十八》："神仙追毒丸一名圣后丹，一名玉枢丹，又名解毒丹，又名万病丸，又名紫金锭：文蛤即五倍子槌破洗焙末三钱，山茨菇去皮净末二两，麝香三钱另研，千金子一名续随子去壳研去油取霜一两　红牙大戟去芦焙干末一两半"。

② 领导：手抄本残卷作"引导"。

③ 毛菇：即"慈菇"，毛慈菇的省称。

④ 千金霜：手抄本残卷原作"千金双"，按宋·陈自明的《外科精要·卷中·论医者更易良方第三十八》："神仙追毒丸一名圣后丹，一名玉枢丹，又名解毒丹，又名万病丸，又名紫金锭。文蛤即五倍子槌破洗焙末三钱，山茨菇去皮净末二两，麝香三钱（另研），千金子一名续随子去壳研去油取霜一两，红牙大戟去芦焙干末一两半。"

⑤ 腹痛：手抄本残卷作"腹胀痛"。

再用辰砂为衣。

姜粉痧药

朱子云：姜通神明去秽恶。本属驱邪涤痧之品，而痧证每每忌姜者，因其辛[1]热散表，诚恐助热逼汗耳。此姜如法澄漂，去其辛烈之性，再合芳香解毒[2]逐秽之品，庶几有通神去秽之功，无燥热辛散之弊，凡一切时痧[3]均能治之。每用[4]三四分，凉开水送下，重者加倍，吐者再服，有孕者[5]勿忌。

漂净姜粉一两　　飞辰砂一钱半　　大梅片六分　　上腰黄六分
共研细末。

败 毒 散

喻嘉言曰：风寒湿三气门方，以败毒散为第一。羌活理太阳游风，独活理少阴伏风兼能去湿除痛，川芎、柴胡和血升清，枳壳、前胡行痰降气，甘、桔、茯苓清肺强胃。凡伤寒温热初起，恶寒壮热及痢疾初起，兼挟表邪，发热无汗者，均可服之。加人参名曰人参败毒散。

羌活八钱　　独活八钱　　桔梗八钱　　茯苓三两
生甘草五钱　　柴胡一两　　川芎一两　　前胡一两
枳壳一两五钱

---

① 辛：手抄本残卷作"性"。
② 解毒：手抄本残卷作"化毒"。
③ 时痧：手抄本残卷作"时疫痧"。
④ 用：手抄本残卷作"服"。
⑤ 有孕者：手抄本残卷作"孕妇"。

凉膈散

膈者，膜之横蔽心下遮隔浊气，不使上熏心肺者也。凡时邪壅热内闭于膈，其气上薄心肺，下通肝胆，急宜上下分消。方中以连翘清心，黄芩清肺，山栀清胆，薄荷清肝，而取硝黄下达之性，俾热气从下而泄，而又恐下走太速，复用甘草缓之，俾得留连膈上，导膈中之热缓缓下行[①]，庶几燎原之场，顷刻而为清凉之府。刘守真力赞此方为神妙，信哉。

| 锦文炭[②]二两 | 淡芩一两 | 甘草六钱 | 元明粉一两 |
| 连翘一两 | 黑山栀八钱 | 薄荷七钱 | |

清暑益气丸

此方李东垣所制，以治暑湿袭伤脾肺之方。方中参、草、归、芪扶脾肺[③]之正气，二术以治湿，青、陈、神曲以疏滞，麦、味以养津，升、葛以升清，泽、柏以清热。凡暑湿之伤于脾肺者，清之化之，疏之利之，更扶正气以敌之，升清气以祛之，而暑湿有不退舍者哉？每服三钱，荷叶汤送下。

党参一两	五味子五钱	当归四钱	青陈皮五钱
黄柏四钱	葛根四钱	炙黄芪一两	泽泻一两
焦六曲一两	苍术二两	麦冬四钱	炙甘草四钱

---

① 俾得留连膈上，导膈中之热缓缓下行：手抄本残卷作"俾得留连膈中之热缓缓下行"。

② 锦文炭：即"大黄炭"，按一说为川大黄，一说为西宁大黄，因其色黄而带黑或棕红色弯曲线纹，故名锦纹或锦纹大黄。

③ 肺：手抄本残卷无"肺"字。

白术炒，一两　　炙升麻二两

姜枣汤泛丸。

藿香正气散

四时不正之气由口鼻吸受，与邪伤经络者[①]不同，故不用大汗以解表，只[②]用芳香利气之品驱其邪气，仍从口鼻而出也。藿香、苏、芷、陈、腹、朴、梗以芳香之品胜其邪气。韩子所谓气盛则物之大小毕浮也。茯、半、术、草以甘平之品培其中气，孟子所谓正己而物正者也。每服三钱，荷叶汤送下。

川朴二两	陈皮二两	白术二两	桔梗二两
白芷三两	苏叶三两	藿香三两	大腹三两
茯苓三两	甘草一两	半夏二两	

以大腹加枣五钱煎汤泛丸。

辰砂寸金丹

此方苦辛温燥，合正气、败毒、平胃诸方而成，当炎暑之时，或外冒凉风，或内伤生冷，以致头痛发热、呕吐泻利，或时染瘟疫遍身疼痛，或远行中暑绞肠诸痧，一切表里气阻之症均可治之。每用姜汤送下，服一二钱。

制川朴三两	苍术三两	羌活三两	前胡三两
木香三两	云茯苓三两	藿香三两	川芎三两
砂仁三两	陈皮三两	制半夏三两	乌药三两
防风三两	苏叶三两	薄荷三两	炙甘草一两五钱

① 邪伤经络者：手抄本残卷作"经络感邪者"。

② 只：原作"止"，据手抄本残卷改。

枳壳炒，三两　　　香附醋炒，三两　　　草果二两　　　神曲廿二两

肉豆蔻一两五钱

辰砂为衣。

益元散 <small>即六一散，又名天水散</small>
<small>附辰砂益元散、碧玉散、鸡苏散、温六散、清六散</small>

滑石味淡渗湿，色白入肺，复以甘草引之上行，使金令清肃，故能下清水道，荡热渗湿，李时珍曰：热散则三焦宁而表里和，湿去则阑门通而阴阳利，以其渗泄而不损元气，故曰益元，分两六一者，取"天一生水，地六成之"之意也，故又名天水散。或加辰砂以清心①，又名辰砂益元散。加青黛以清肝，名碧玉散。加薄荷以散热，名鸡苏散。加干姜②以温脾，名温六散。加红曲米以和血，名清六散。此皆后人附会增益之方也。

滑石六两　甘草一两研细末和匀，加辰砂三两名辰砂益元散，加青黛四钱名碧玉散，加薄荷三两名鸡苏散；加干姜三两名温六散，加红曲米名清六散。

玉 泉 散

张景岳变益元散之方，以石膏易滑石而为此方。石膏性寒质重，专清肺胃实热，佐以甘草缓石膏之性，俾得清上而不下趋。凡阳明壮热烦渴，二便秘结，瘟疫癍③黄及热痰喘嗽等证，均可治之。

生石膏　　　　甘草

---

① 清心：手抄本残卷作"镇心"。
② 干姜：手抄本残卷作"淡干姜"。
③ 癍（bān，音斑）：皮肤上生的斑点，明·李时珍《本草纲目·谷部·大豆豉》："［主治］下气调中，治伤寒、温毒、发癍、呕逆。"

鳖甲煎丸

此方专治久疟结瘕。王晋三曰：鳖甲煎丸多用异类灵动之物，若水陆飞潜，升者降者走者伏者咸备也。但恐诸虫扰乱神明，取鳖甲为君守之，其泄厥阴破癥瘕之功，有非草木所能比者，凡久疟邪去营卫而着藏府者，即非疟母亦可以此截之。王梦隐曰：凡有形癥瘕，按之不移者，均可用此丸缓消之。每服七丸，渐加至十四丸为度，温酒送下，日三服。

人参二钱	生半夏二钱	桃仁二钱	大黄二钱
川朴二钱	淡芩二钱	葶苈子一钱	炙蜂房一钱
瞿麦二钱	干姜二钱	柴胡四钱	丹皮四钱
白芍四钱	蜣螂虫熬，四钱	桂枝三钱	阿胶三钱
石韦二钱五分	鼠妇熬，四钱	乌扇①四钱	煅牙硝一两
䗪虫熬，四钱	炙鳖甲一两一钱		

灶心灰酒糊为丸。

疟疾半贝丸②

谚曰：无痰不作疟，世俗相传，实有至理。凡久疟不愈或暂止复发者，必有痰涎黄水③积于膜原，不除其根则疟不能止。此方贝母、半夏生用，专用以劫痰涎，故不必④分阴疟、阳疟，人无老幼，

---

① 乌扇：即"射干"别名，清·张璐《本经逢原·卷二·毒草部》："射干，《本经》名乌扇……"
② 疟疾半贝丸：手抄本残卷作"疟疾半夏丸"。
③ 痰涎黄水：手抄本残卷作"痰水黄涎"。
④ 不必：手抄本残卷作"不止"。

病无久暂，服之皆极神效。每用姜汤送服^①二钱。

川贝母二两　　　生半夏漂净，一两五钱

姜汁泛丸。

二妙丸 附：三妙丸

王晋三曰：苍术生用入阳明经，能发二阳之汗，黄柏炒黑入太阴经，能除至阴之湿，一生一熟相为表里，除阴分之湿热，有如鼓应桴之妙。加牛膝名三妙丸，治下焦湿热，亦称神效。

苍术二两　　　黄柏炒黑，二两

加牛膝名三妙丸。

白蒺藜丸

刺蒺藜内清肝藏之热，外泄皮肤之风，佐以山栀，清三焦浮游之火。凡血络有热，外为风搏，遍发痒疹^②，久治不瘥者，服此可以除根。每服三钱，薄荷汤送下。

刺蒺藜　黑山栀　泛丸，薄荷汤送下。

九制豨莶丸

豨莶草味苦气寒，能祛风散湿，然风药终嫌其燥，必须润以酒蜜，蒸晒九次，则阴浊去而清香来。喻嘉言曰：凡肾藏生风之证，服之最效。其妙处全在气味之莶劣，与肾中之腥臊同气相求，故能入肾而助其祛逐阴风之力也。每服三钱，温酒送下。

---

① 送服：手抄本残卷作"送下"。

② 痒疹：手抄本残卷作"疹痒"。

莶草　不拘多少，黄酒蒸九次，然后炼蜜为衣。

香连丸

凡湿热阻滞于肠府[1]之中，蒸蕴日久而为痢疾。黄连苦以燥湿，寒能胜热，前人推为治痢之要药，制以吴萸，则黄连之性可以直达下焦，疏涤垢腻；佐以木香，辛香以流气，苦温以止痛，丸以醋糊，可以平肝气，收肠脱。凡痢疾初起滞痛不已者，每服一钱，姜汤下。亦治肝胃气痛。

细川连吴萸煎汁炒，去吴萸，十两　　广木香二两八钱

共研细末，醋糊丸如桐子大。

千金驻车丸

凡久痢者阴血必虚，而痢之所以不止者，则必有湿热留于营分。方中以川连清化湿热，以干姜运动营气，而以当归引入营分，以阿胶填补阴血，则养阴驱邪两层俱到矣。用醋糊丸者，以收拾散亡之阴气也。凡血痢经久不止者，此丸主之。每服四五十丸，日三服，米饮汤送下。

黄连炒黑，一两五钱　　阿胶三两　　当归二两五钱

炮姜一两

为末，阿胶烊，打丸。

十制青麟丸

大黄臭香色黄，功专疏通脾胃积滞，脘腹瘀阻，惟性气燥烈，

① 肠府：手抄本残卷作“肠胃”。

气弱者恐难胜其攻伐。古方有十制法，以藿、朴等助其行气，栀、归等助其调血，更用柏、艾汁以温通之，姜、乳汁以辛润之，夫而后有疏涤之功能[1]，无慓悍之劣性。凡瘀积湿热暑毒等证，随证引用，无不神效。

大黄三十斤用米泔水浸一宿，晒，无灰酒再浸一宿，再将藿香一斤、厚朴一斤、当归八两、栀仁八两、川朴八两、蕲艾八两逐味煮汤制，候干，研粉，加牛乳一两、姜汁一两、童便二两，加陈酒泛丸。

来复丹[2]

少阳与厥阴为表里。凡虚人外感，每致上热下寒、上实下虚而有厥逆喘汗之险。此丹以元精石镇摄至阴，即以石硫温纳真阳，更用硝石佐元、硫以镇逆，灵脂引石性内走厥阴，外达少阳，以交其枢纽。使以橘青者，纳气必先利气也。《易》言一阳来复，指少阳而言。此能从厥阴以交少阳，而成固脱定厥之功，故以来复名之。

玄精石一两　　　西丁[3]一两　　　硝石一两　　　橘红二钱
青皮去白，二钱　　五灵脂去砂澄定，炒烟尽，二钱

先将西丁研成末，加硝砂如珠，和诸药，共研末，醋糊丸如豌豆[4]大。

消痞狗皮膏

凡三疟结痞，以及肝气郁阻结而为癥瘕之症，宜先和肝通气。

---

① 夫而后有疏涤之功能：手抄本残卷作"用童便，而后有疏涤之功能"。
② 来复丹：手抄本残卷作"来复丸"。
③ 西丁：硫黄的处方别名。
④ 豌豆：手抄本残卷原作"碗豆"，据文义改。

须将此膏烘热贴于患处，其痞自消。百日内切忌酒色、烦恼、气闷等事。

川连九钱	吴萸一两五钱	当归九钱
全虫四十二只	秦艽一两五钱	大黄九钱
狗皮二两	巴豆一两五钱	山棱①一两五钱
甲片四十一片	莪术②一两五钱	麻仁廿粒
土方北③廿个		

将前药入煎熬贴，去渣再熬至滴水成珠，再入后药④黄占⑤五十六两、阿胶三两收老，加后药粉芦荟九钱、乳末药各六钱、元寸三钱、阿胶九钱，和匀，以狗皮摊贴。

另一方：炙甲片一钱半	山棱一钱半	元寸一分
莪术一钱半	肉桂一钱半	生川萆薢一钱半
古钱五分	阿胶二两	清阿胶十二两

---

① 山棱：即三棱别名，清代《南垣医抄·草部》："山棱，味苦，性平，无毒，入肝经。醋炒或面裹煨。消饮食胀满气滞腹痛，除痞癖癥瘕积聚结块。"
② 莪术：手抄本残卷原作"莪述"，据文义改。
③ 土方北：疑为"土方贝"，方贝，为汉代古钱币的一种。
④ 后药：手抄本残卷原作"药后"，据文义改。
⑤ 黄占：即"黄蜡"，清·叶天士《种福堂公选良方》："治汤焱疮方：当归、生地各一两，麻油四两，黄占一两，白者只用五钱。上先将当归、生地，入油煎枯去渣，将蜡融化搅匀，候冷即成膏矣。"

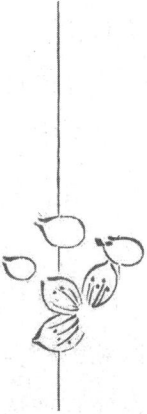
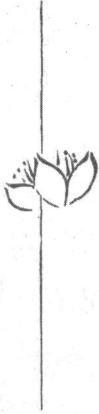

卷第四

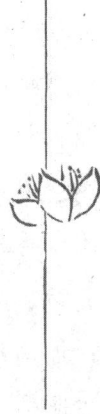

妇女门

人参回生丹

此方催难产、定血运，确有神功。盖难产皆由气滞不宣，血运每由恶露瘀塞[1]，下气行血两意均重。其方药多至三十余味，难免凌乱，而其制法极精，大意以大黄之行血为主，制以红花、苏木、黑豆，约之以米醋，欲其入血而不伤元气也。再佐八珍以扶正气，复以苍术、香附、橘红、青皮、木香、羌活、乌药、良姜入气分以行气，蒲黄、灵脂、延胡、桃仁、乳香、没药、地榆、山棱入血分以行血；加马鞭、秋葵入奇经以通窍；牛膝、木瓜入肝肾以和络；萸肉扶少阳生气，益母致厥阴新血，合群策群力以图大功，而临产诸证，可以通治矣。

云茯苓一两	人参二两	白术一两	茆术一两
熟地一两	五灵脂五钱	地榆五钱	当归一两
香附一两	延胡一两	马鞭草五钱	桃仁一两
牛膝一两	蒲黄一两	木瓜三钱	益母草二两
乳香三钱	没药二钱	乌药二两五钱	木香四钱
黑豆衣三升	萸肉五钱	白芍五钱	橘红五钱
山棱五钱	炙甘草五钱	川芎一两	羌活一两
秋葵三钱	青皮四钱	高良姜四钱	

共晒干，先用米醋九斤和大黄末一斤，黑豆汁、红花三两煎汁，苏木三两煎汁，同熬膏，加蜜打丸，每重二钱七八分，每服一丸。

---

[1] 塞：手抄本残卷作"寨"。

化癥回生丹

　　此方从《金匮》鳖甲煎丸与妇科回生丹两方脱化而出，乃燥淫于内，治以苦温，佐以甘辛，以苦下之之法也。方中以参、桂、椒、姜通补阳气，白芍、熟地守补阴液，益母膏通补阴血而消水气，鳖甲胶通补肝气而消癥瘕，余俱芳香入络而化浊，且以食血之虫，飞者入络中气分，走者入络中血分，可谓无微不入，无坚不破，合以醋熬三次之大黄，约入病所不伤他藏。或病其药味太多，不知用药之道，少用独用则力大而急，多用众用则功分而缓，古人缓化之方皆然。所谓有制之师不畏多，无制之师少亦乱也。此方合醋蜜共三十六味。合四九之数，金气生成之数也。凡癥结、血痹、疟母、瘀块久而不化，妇女经停或经来紫黑，寒热作痛，干血成劳，以及跌扑晕痛之有瘀滞者，均能治之。每服一丸，温汤和黄酒化下。

两头尖二两	人参六两	安桂[①]二两	元寸二两
姜黄二两	川椒二两	五灵脂二两	虻虫二两
山棱二两	苏木二两	干漆二两	降香二两
藏红花二两	没药二两	吴萸二两	延胡二两
阿魏二两	乳香二两	水蛭虫二两	川芎二两
良姜二两	蕲艾二两	丁香三两	桃仁三两
鳖甲片二斤	苏子三两	杏仁三两	归尾四两
白芍四两	熟地四两	益母胶八两	蒲黄一两
大黄酒浸，八两	香附二两	茴香三两	
醋糊丸。			

---

① 安桂：即"桂花"，安桂特指产于安阳的桂花，传为乾隆皇帝赐名"安桂"。

培元震灵丹一名紫金丹

此方系紫虚真人所传。方中以石脂、余粮、紫石英、代赭石等镇摄虚阳，复以乳、没、灵脂疏理瘀滞，辰砂镇定神明。凡男妇肝肾不足，以致心神恍惚、头目晕眩[1]、精遗疝坠而为上实下虚之证，或久痢久泻、咳呕盗汗及中风瘫痪拘挛，并妇人血气不足、宫冷不孕等症，是丸均有奇验。每空心服一二钱[2]，男则酒送，女则醋送。并忌诸血[3]，孕妇忌服。

禹粮石四两　　　代赭石四两　　　紫石英四两　　　赤石脂四两

捣碎入罐内，煅透出火气，加乳、没药各二两、飞辰砂一两、五灵脂二两，糯米糊为丸。

妇宝宁坤丸

凡妇人之病，类多经水不调而起。此方以四君补脾，四物补肝，复加木香、沉香、砂仁、香附、苏叶、橘红、乌药以和脾而疏气滞，益母、牛膝、淡芩、生地、阿胶以养肝而清血热，肝脾两治，而调经之法已握其原矣，更加柏子仁一味以养心血，盖以心为生血之主也。每服三钱，随宜加引送下。

八珍丸附八珍益母丸

四君子汤，补脾之正药也，以参草为主，而脾恶湿，以白术燥

---

① 晕眩：手抄本残卷作"昏眩"。
② 一二钱：手抄本残卷作"三钱"。
③ 并忌诸血：手抄本残卷作"并忌食发物"。

之，茯苓利之①，而脾乃健矣。四物汤补肝之正药也，以归地为主，而肝苦急，以川芎疏之，白芍敛之而肝乃和矣。女子以肝为先天，以肝主血也，而必兼补脾，以脾为后天生血之源也。再加益母膏为丸，名八珍益母丸，益母功专入血，能推陈致新②，为调经之要药。凡女子肝脾不充，因之经水不调者，此二丸均可治之。

秘制带下丸

妇女带下之病，与男子遗浊相似，用药最难得效。此方合封髓、茯兔③两方，更参以除湿固下之品。凡妇女面黄肌瘦、赤白带下，服此即止，洵女科之要药也。每服三四钱，空心，焦米汤下。

马头茴酒炒，四两　　菟丝子四两　　白术二两　　砂仁二两
茯苓四两　　　　　春根皮④四两　　豆腐滞四两　　川柏炒，一两
水泛为丸。

九气心痛丸

凡脘痛当心屡发不愈，其病不特气分不和，抑且气阻而血亦瘀矣。方中用木香以和脾气，丁香以和胃气，青皮以泄肝气，菖蒲以利心气，高良姜以温中散寒。凡和气之药，既多且备矣。又复入五灵脂、延胡专入血分以通调瘀滞，则气血两通，而脘痛可止矣。每

---

① 利之：手抄本残卷作"和之"。
② 益母功专入血，能推陈致新：手抄本残卷作"益母能入血，有推陈致新之专功"。
③ 茯兔：即茯兔丹，出自《太平惠民和剂局方》。
④ 春根皮：又名"椿根皮"或"椿根白皮"，为椿或樗的根皮，香者名椿，臭者名樗，《药性赋》："椿根白皮主泻血。"

服二钱，温酒①送下。

| 五灵脂二两 | 良姜四钱 | 菖蒲三两 | 青皮四钱 |
| 木香五钱 | 母丁香三钱 | 延胡四钱 | |

酒糊为丸。

四制香附丸

香附用盐、酒、醋、便四制，盖以制其燥烈之性，而俾之入于营分，以为调经之剂，方中以之为主，而复加芎、归、地以滋养肝血，即以泽兰疏血分之壅，用白术以培益脾气，即以陈皮疏气分之滞，肝脾两补，气血两疏②，以之辅佐香附而开郁调经，专擅其长矣。凡妇人经事不调、肝脾不足者，久服此丸，自能经调受孕。每服三钱，开水送下。

| 四制香附一斤 | 当归四两 | 川芎四两 | 熟地四两 |
| 白术炒，三钱 | 泽兰三钱 | 陈皮三钱 | |

炼蜜为丸。

九制香附丸

香附和肝调气③，本草称其能行气以和血，为妇科中要药。但气香性烈，恐非阴虚者所宜，故用此者必几经焙制以散其燥烈之性，乃为稳当。此方用盐制以化其燥烈，用姜制④以助其宣通，用米醋制以引之入肝经，用童便制以约之入阴分，再用陈皮以疏其气滞，丹

---

① 温酒：手抄本残卷作"酒汤"。
② 肝脾两补，气血两疏：手抄本残卷作"肝脾二疏"。
③ 和肝调气：手抄本残卷作"和调肝气"。
④ 姜制：手抄本残卷作"姜汁制"。

参以通其血郁，蕲艾以暖子宫，茴香以温奇脉，莱菔汁以通调脾胃之气，层层监制，使之有开郁和血之功，而无破气劫阴之弊。凡妇人肝脾气郁，以致月事不调，经来腹痛，不能受孕者，服此必效。

香附不拘多少以下药制：（一）陈皮；（二）米醋；（三）盐水；（四）茴香；（五）丹参；（六）莱菔；（七）童便；（八）姜汁；（九）蕲艾。

失 笑 散

蒲黄、五灵脂功专去瘀。蒲黄生用性利，熟用性缓，此用半生半炒者，不欲其遂行也，更得五灵脂引之从浊道而下。凡妇人瘀结，少腹急痛，每用二三钱加砂糖，酒煎，连渣服下。名曰失笑者，言其止痛之速也。

真五灵脂　　　　蒲黄半生半熟

各等分研细末。

兔 脑 丸

凡产妇临盆而不能下者，用此丸以温酒囫囵吞下，男左女右手握药出。方中以丁香入营通气，乳香入营活血，麝香为[①]脐液，下通元窍，兔脑为骨髓，专主[②]滑胎，二者皆有情之灵物，感其气者自然下生。颐真堂经验方，分两、丸数俱从六，以坎为六，坤之成数也，其理颇通，故从之。

当门子一钱　　　母丁香二钱　　　乳香二钱五分　　　麝香一钱

四味研末，腊月八日活兔脑一具，打丸，分六粒，辰砂为衣。

---

① 为：手抄本残卷作"入"。

② 主：手抄本残卷作"治"。

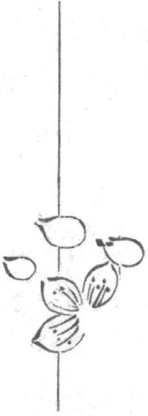
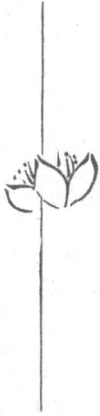

卷第五

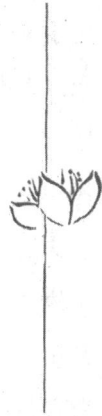

小 儿 门

柳氏自制保赤金丹

凡小儿时感重证，每每起痉发厥，其故不外痰、热、惊、积四者为患。此丹化痰、镇惊、泄热、导积均擅其长，而以清肝熄火[1]为主，较之寻常惊丸，有宣泄之功能，无攻窜之流弊，洵儿科中至妙之丹药也。每用一丸，以钩藤、薄荷叶泡汤化服[2]，重者再服。

上西黄二钱　　飞青黛二钱　　芦荟四钱　　　　胆星四钱

梅片五分　　　使君子四钱　　陈京墨四钱　　　元寸五分

腻粉[3]一钱　　赤金卅张

为衣，一方加川贝三钱，辰砂三钱，姜蚕[4]（去头足）三钱。

局方抱龙丸附牛黄抱龙丸　琥珀抱龙丸

肝为将军之官，龙为变化之物。古人论病，每借龙以喻肝即此意也。小儿肝经有热，每每痉瘛神迷，角弓反张，名曰急惊，治之者必以清热化痰为主，方中以辰砂、雄黄安神镇惊，竺黄、胆星化痰清热，更用麝香以开窍逐秽，通调正气，则肝经之痰热可平，而龙性亦驯矣。或加牛黄之幽香，以宣通窍隧之痰热，或加琥珀之清

---

[1] 熄火：手抄本残卷作"泄火"。

[2] 以钩藤、薄荷叶泡汤化服：手抄本残卷作"以钩藤汤、薄荷汤送下化服"。

[3] 腻粉：即"轻粉"，《药性赋》："常闻腻粉抑肺而敛肛门。"

[4] 姜蚕：僵蚕的处方用名，该药在广东等地习惯用姜汁炮制（炙）后使用，故名。

镇，以静摄神明之淆乱，均可随证选用，故曰抱龙。每服一丸，薄荷汤化下。

九制胆星四钱 　　天竺黄一两 　　雄黄五钱 　　　朱砂五钱

元寸另研，五分

为细末，用甘草一斤煮极浓汁，捣丸。加牛黄四钱，名牛黄抱龙丸。加琥珀一两，即琥珀抱龙丸。

局方七味肥儿丸

小儿积热久壅而成疳，劳热烦咳、口疮目瞖[1]、项核发稀、筋青腹大等证，皆疳热为患。方中木香、肉蔻以温脾而疏滞，连、槟、使君以凉肝而杀虫，再加神曲、麦芽以化新停之积，凡小儿疳热羸瘦者，服此则热清而儿自肥矣。每服一二钱[2]，空心，米饮送下，或再加白术、楂、枳消补兼施，义亦可取。

蒿节化惊丸

惊风之病，皆由痰热蒙扰厥阴。方中用化痰镇惊灵动之药，而以蒿节中之虫浆为丸，领药入肝，俾得由肝外达，则热邪散而惊自平。凡乳儿痰热壅甚，即宜服之。每岁一丸，重者加倍，即用乳汁化下。

飞辰砂三钱 　　全虫一钱半 　　轻粉一钱半 　　姜虫[3]去头足，一钱半

为末，以青蒿虫浆为丸，如绿豆大，辰砂为衣。

---

① 瞖：同翳。
② 一二钱：手抄本残卷作"一钱"。
③ 姜虫：即姜制僵蚕。

香橘饼

凡小儿胸腹膨胀、作痛、呕恶、泻利，均由积滞生冷内伤脾土所致，此方木香、厚朴可以祛寒疏滞，麦芽、神曲可以消食和中，更用青皮以伐肝，陈皮以理气，合而成温中导滞之方。每服一二钱，米汤送下。

木香一钱　　　青皮一钱　　　麦芽炒，五钱　　　川朴五钱
神曲五钱　　　橘红二钱五分
蜜和饼。

疳积红燕丹

小儿积热久蕴，脾阴受伤，每成疳疾，晚热羸瘦，腹大筋青，目瞖发脱，溲浑便泻，种种恶候与大人之损症相似。古人每用红燕丹治之。方中以石燕清肝热，红曲米和脾阴，硃砂安神镇惊。每服三分，掺不落水鸡肝或猪肝上蒸熟淡食。久久服之，则内热清而疳疾自愈矣。

石燕　　　　红曲米　　　　辰砂
各等分研末，服之即愈。

参术八珍糕

参苓术草为健脾正药，加以鸡金、谷虫磨积而勿伤正气，莲子、山药、扁豆、米仁健脾而兼养胃津，再合使君以治虫积，神曲以醒谷神，以此和入糖粉而为糕。小儿服此健脾消滞，可常服而无弊也。

使君子三两	党参五两	莲心五两	山药五两
米仁五两	五谷虫三两	扁豆五两	麦芽五两
神曲四两	广皮三两	炙内金四两	砂仁八钱
冬术炒,四两	甘草一两	茯苓五两	

共研细末，用熟地、陈皮五斤，白糖六斤，做块烘干。

小儿回春丹

小儿之疾，每由痰积惊疳化生百病。此丹汇集各种灵异之品，能祛风化痰、定惊安神、除疳化积。凡小儿百病咸能治之，故名万病回春丹。此方传自杭垣胡氏，用之多验。

飞雄黄二两四钱	淡全虫二两四钱	羌活二两四钱
川贝八两	蛇含石煅,三两	飞辰砂二两四钱
胆星一斤	西黄一两六钱	元寸香六两
天竺黄八两	姜虫二两五钱	梅片六钱
钩钩[①] 半斤	制附子三两	天麻一两五钱
生甘草八两		

炼蜜四两，打丸，每重二分。

---

① 钩钩：即"钩藤"，江阴、无锡等南方地区对钩藤的俗称。

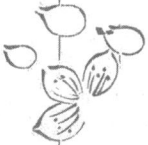

卷第六

诸 窍 门

明目地黄丸

　　明目地黄丸，治肝肾阴虚而为风木所乘，两目昏涩、翳障不清等证。方中以生地滋肝，熟地补肾，石斛引津气上升，牛膝导虚火下降，更加杏、枳、防风疏滞气而散风邪，主之以补养，佐之以疏通，虚实兼到，诸病自已矣。每服七八十丸，淡盐汤下。

大生地八两　　　大熟地十二两　　菊花四两　　　　　枳壳二两
羌活二两　　　　川石斛四两　　　怀牛膝炒，四两　　防风二两
杏仁二两
炼蜜为丸。

杞菊地黄丸

　　目之黑珠属肝，瞳神属肾，肝肾两藏最为目光之根柢。此方以六味地黄滋养肝肾，更加枸杞滋阴液以补其体，甘菊益清气以助其用，斯明目之功全矣。寻常调补，此方最平和无弊，可以久服。

六味一料加杞子二两、甘菊二两，水发丸。

石斛夜光丸

　　二冬补肺，二地补肾，更有人参以主持其中，此人参固本方，所以为补剂中之纯粹以精者也，再合茯苓、山药、甘草以补脾，枸

杞、菟丝、菊花以滋肝，苁蓉①、五味、牛膝以补肾。肝为风藏，有蒺藜、青葙、草决、防风、川芎以散之。风木生火，有犀、羚、黄连以清之。火郁气滞，有杏仁、枳壳以疏之。方中补之清之润之，而独以石斛为君者，诚以五藏六府之精皆上注于目，而生此精者悉由于胃，惟石斛能清阴火而致胃津也。凡眼目昏花由于阴虚者此方最宜。每服三钱，空心，盐花汤下。

羚羊角五钱	犀角五钱	石斛五两	人参一两
草决一两	五味子五钱	生地一两	熟地一两
茯苓一两	防风一两	青葙子五钱	黄连一两
川芎五钱	枳壳五钱	苁蓉五钱	白蒺藜七钱
菊花七钱	杏仁七钱	甘草炙，五钱	枸杞七钱
菟丝子七钱	山药七钱	天冬一两	麦冬一两

炼蜜丸，盐汤下。

磁硃丸

目中之神水属肾，神光属心，心肾有亏则神水干涸，神光短少，昏蒙内障之证所由作也。此方以磁石入肾收散失之神，又能吸肺中之气以归于肾，硃砂入心，纳浮游之火，又能引坎水之气以归于心，水能鉴、火能烛，水火相济而光华四射矣。但磁石入足少阴，硃砂入手少阴，手足之经脉殊途，水火之气性各异，故此方之妙全在神曲，非但生用发生气，熟用敛暴气，且以脾经之药配入心肾剂中，犹道家之黄婆媒合婴姹，有相生相制之理。凡瞳子散大者，服此最有神效。其治耳鸣耳聋者，亦以其有重镇之功，能制虚阳之上越耳。柯韵伯以此丸为治癫痫之圣剂，则以心藏神、肾藏志，磁石、硃砂

---

① 苁蓉：原作"从容"，据文义改。

有安神定志之专功也。

煅磁石水飞，二两　　辰砂飞，一两

神曲糊丸。

羊肝丸

羊肝功专明目，为眼科之要药，加入当归以润目中之血，夜明砂以清目中之气，更用蝉蜕、木贼以疏肝而去翳。凡目中障翳初起，服之自消。每服三钱，菊花汤送下。

夜明砂二两　　木贼草二两　　当归二两　　蝉衣二两

用羊肝一具，打烂和蜜作丸。

八宝眼药

此丹汇萃诸般磨光去翳灵异之品，凡眼目生翳日久不除，以致失光者，用此点之，无不奏功。

制甘石一两　　煅月石一钱　　珠粉五分　　熊胆六分

西黄五分　　元寸香五分　　大梅片三钱　　珊瑚一钱

朱砂二钱

共研细末。

光明水眼药

凡外感风热，两目赤肿，作痒多泪，畏日羞明，鼻塞脑瘆，以及新久风火时眼等疾，每取少许点入眼角，合眼静坐半时，立可见效。

制甘石一两　　荸荠粉五钱　　煅月石三钱　　大梅片三钱

辰砂三钱　　　　元寸香五分　　　海螵蛸去皮，一钱
为末无声为度，用黄连膏调匀装合。

赛空青

　　风火上攻，风邪外感，由外风以触内风，故迎风多泪、怕日羞明，然后翳障渐生、遮睛昏视，甚至赤肿作痛、难以开视。此丹用人乳或茶清化，点眼角，神效异常。

制甘石三两　　　荸荠粉三钱　　　梅片五钱　　　　元寸五分
西黄五分　　　　川芎炭五钱　　　熊胆一钱半
上药为末，将熊胆烊化，入黄连胶打和成条，重七钱。

鹅翎眼药

　　大凡事烦劳顿，心火必上攻，以致两目赤肿、痛甚难开，或如针刺，多泪，又有内障生翳、多视昏花者，俱可将此药用清水融化点之，大有神效。

遂仁霜一钱半　　制甘石一两　　　辰砂一钱半　　　大梅一钱半
元寸二钱　　　　煅月石一钱半　　熊胆五分
为末，用黄连膏打和成条，重二分。

喉症绿袍散

　　凡风热痰火结于咽喉而为肿痛、不能饮咽者，此方能祛风清火、化痰消肿。吹入患处，吐去痰涎即愈。

人中黄五分　　　蒲黄二钱　　　　青黛五钱　　　　黄连一钱半
冰片五分　　　　儿茶一钱半　　　月石煅，五钱

喉科 ① 锡类散

王梦隐曰：此方附载于尤在泾《金匮翼》中，专治烂喉时痧、乳鹅 ②、牙疳、口舌腐烂。凡属外淫为患诸药不效者，吹入患处，濒死可活。方中汇集西黄、真珠 ③ 等灵异贵重之品，本堂特选佳料如法修合，庶几危重之症得以挽回，用者幸勿轻视。

象牙屑三分	珠粉三分	青黛六分	梅片三分
西黄五钱	人指甲五钱	壁钱二十个，须用土壁	

珠黄化毒丹

凡痘后、疹后余毒留恋，每多贻害。此方按五藏五色，以犀角色黑入肾，辰砂色赤入心，廉珠色白入肺，牛黄色黄入脾，青黛色青入肝，分解诸毒。病后服之，可使余毒尽净，药多珍贵，用之有殊功焉。

犀角一钱	西黄五分	珠粉一钱	青黛一钱
辰砂二钱			

各研细末。

清咽冰硼散

方中以硼砂除秽清热，佐以元明粉，俾热毒得之而下行，以冰

---

① 科：手抄本残卷作"症"。
② 乳鹅：即"乳蛾"。
③ 真珠：即珍珠，明·李时珍《本草纲目·介二·真珠》："真珠入厥阴肝经，故能安魂定魄，明目治聋。"

片散邪清火，佐以珠砂，俾心火得之而清静。凡口舌生疮、牙疳掀肿、咽喉胀痛诸症，由于心火热毒者，均可治之。

元明粉五钱　　　冰片五分　　　朱砂六分　　　硼砂五钱

共研细末。

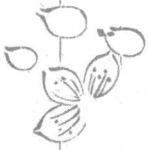

卷第七

外疡折伤门

梅花点舌丹

方中汇集冰片、麝香、西黄、珍珠、熊胆、蟾酥等灵异贵重之品以清心化毒、消散瘀滞。每用一丸放舌上，俟舌心稍麻，即用葱汤送下①。凡痈疽疔毒红肿初起，用一两丸，无不消散②。

西黄二钱	沉香二钱五分	冰片一钱半	元寸一钱半
辰砂五钱	腰黄五钱	杜酥一钱半	熊胆一钱半
血竭五钱	乳药八钱	月石五钱	葶苈子八钱

将熊胆化水，略加神曲糊丸，金箔为衣。

外科蟾酥丸

凡疔疮发背、脑疽、乳痈、附骨痈疽，一切恶证，麻木不痛、昏愦呕恶者，急服此丸，不起发者即起，不痛者即痛，痛甚者即止，昏愦者即醒，未成即消，已成即溃，乃疡证中起死回生之要药也。每服三丸，葱白③温酒送下。

寒水石煅，一两	元寸一钱	辰砂三钱	枯矾一钱
轻粉五分	蟾酥二钱	乳末药各一钱	铜绿一钱
雄黄二钱	胆矾一钱	蜗牛廿个，打烂	

化酥为丸。

---

① 送下：原作"过下"，据手抄本残卷改。
② 无不消散：此句后手抄本残卷还有"每粒二分半，温酒送下"一句。
③ 葱白：手抄本残卷无"葱白"。

琥珀蜡矾丸

凡痈疽发背已成未溃之际，恐毒气不从外出必致内攻，须预服此丸以托里护心。方中以白矾、黄蜡清理护膜、解毒安神，合琥珀以散瘀清热，白蜜以润燥除烦，服之可使精神清朗，毒不内陷。每服一二钱，食后开水送下。

毛珀一钱　　　白蜜二钱　　　雄黄一钱一分　　　明矾一两二钱
黄蜡一两

烊化微火烘，急丸朱砂衣。

疡症小金丹

此丹功专行瘀、化毒、通络、消痰。方中用乳香、没药、归身、五灵脂、京墨以走血，地龙、木鳖、川乌、白胶香以行气，而以麝香为诸药之领袖，疏滞通瘀，无处不到。凡流注初起及一切痰核、瘰疬、乳岩、横痃等证，服之即消。流注已成者，连用十服，可免走窜叠出之患。每服二三丸，温酒送下。方中五灵脂与人参相反，勿与有参之药同服。

白胶香一两五钱　　　地龙肉一两五钱　　　制川乌一两五钱
木鳖一两五钱　　　归身一两五钱　　　五灵脂一两五钱
元寸七钱五分　　　京墨一两二分　　　炙乳香七钱五分
炙没药七钱五分

保安万灵丹

此丹为疡证初起，散邪必用之药。方中以芎、归、首乌流动血分，苍、辛、二乌温通气分，再合羌、防、荆、麻以散邪，雄黄以化毒，全蝎、天麻以疏风，石斛、甘草以养胃，周身上下，经络气血，无处不到。凡痈疽、疔毒、流注、鹤膝，气血凝滞，发热恶寒之症，每服三钱，葱白煎汤送下，得汗为佳。

川草乌汤炮，去皮，各五两		防风一两	羌活一两
荆芥一两	全虫一两	川芎一两	何首乌一两
当归一两	天麻一两	细辛一两	麻黄一两
炙甘草一两	川石斛一两	茆术八两	雄黄六钱

水泛为丸，辰砂为衣。

黎峒丸

此方中多猛烈贵重之品，可以消瘀攻坚、通络化毒。凡一切无名肿毒、跌打损伤危重之症，外敷、内服均可建功。每服一丸，温酒送下。

制月石二两	西黄二两五钱	元寸二两五钱	冰片二两五钱
儿茶二两	血竭二两	天竺黄二两	大黄二两
没药二两	乳香二两	阿魏五钱	雄黄二两
山羊血五钱	山七二两		

共研细，炼蜜为丸，重六分，温酒送下。

发散黑虎丹

此方汇集各种虫豸灵动走窜之品，统以麝香、龙脑幽香入络，引领诸药以破瘀攻坚。凡外证初起，红肿坚硬而未成脓者，用此贴之，可以随时消散，应手奏效。

灵磁石一钱半	元寸一钱	大梅一钱	丁香一钱

珠粉五分　　　　西黄五分　　　　炙甲片一钱半　　　蜈蚣七条

姜虫七只　　　　全虫七只　　　　花吉珠①七只

共研细末。

搜脓紫灵丹

凡疡证已成脓而未溃，或已溃而脓出不爽，必须用药以搜剔之，俾脓汁外流，即毒随脓泄矣。方中用破瘀搜毒各种灵动之物，佐以冰麝②领诸药内入以搜脓，即化诸毒随脓而外出。凡疡证初溃，用此帖之，可使脓毒早清，得以速愈。

推车虫③炙，三钱　　　蜈蚣三钱　　　　腰黄三钱

甲片二钱五分　　　　元寸一钱　　　　炙班猫④三钱

乳香二钱五分　　　　没药二钱五分

拔毒红升丹

凡治疡证以升降二丹为要药，此系自炼之三仙丹，久埋地中，退泄火气，可以化毒去腐、止痛生肌。凡大疡溃后，毒腐未清，不能收口者，以此掺之，自然毒化腐消，生肌收口矣。

生肌八宝丹

凡疡证溃后，新肉不生，口不能敛者。方中用珍珠、象皮等以

---

① 花吉珠：疑为"花蜘蛛"。

② 麝：原作"射"，据文义改。

③ 推车虫：即"蜣螂"，清·鲍相璈《验方新编》："蜣螂（又名推车虫，虫名推屎虫）。"

④ 炙班猫：即"炙斑蝥"。

生新肌，仍用西黄、冰片等以化余毒。以此掺之，自然毒化肌生，易于敛口矣。

如意金黄散

治痈疽、疔毒、湿痰流注、大头火丹以及妇女乳痈、小儿丹毒①，凡外科一切顽恙肿毒，用此敷贴，无不肿消毒散。其用汁调敷，如葱、酒、蜜水、丝瓜叶、菊叶等汁，随症之寒热临时酌用可也。

大黄八两	姜黄八两	川朴三两	南星三两
陈皮三两	穹术②三两	甘草三两	白芷八两
柏子八两			

加味太乙膏

凡膏药虽系外贴之药，而或寒或热，各有攸宜。此膏药性和平，凡痈疽、疮毒、跌打损伤，以及筋骨走痛、腰足酸疼等症，摊贴患处，无不奏效。内痈、肠毒亦可服。

当归二两	赤芍三两	白芷三两	元参三两
方八③三两	柳枝一百枝	肉桂三两	生地三两
乳香三两	大黄三两	阿魏三两	槐枝一百枝
轻粉四两	血余一两	东丹④六两	
煎膏。			

---

① 丹毒：手抄本残卷作"胎毒"。
② 穹术：即"苍术"，产于苏州穹窿山者，以地域名之。
③ 方八：即马钱子。
④ 东丹：即铅丹。

生肌红玉膏

凡疡毒溃后，或臁疮腐烂，流脓不得收口者，先用甘草或猪蹄汤洗净患处，用此膏搽上，再以太乙膏盖之，则腐肉易脱，新肉即生，此收口药之神剂也。

当归二两　　　　白芷五钱　　　白蜡二两　　　血竭四钱
紫苑二钱　　　　轻粉四钱　　　甘草一两二钱　麻油一斤
浸药熬。

白 玉 膏

凡臁疮最难奏效，此膏能燥湿化毒、生肌止痛，用此贴之，屡见奇效。

白蜡二两　　　脂油六两，溶，滤入　　潮硝六钱　　　冰片三钱
轻粉二钱
匀和。

千 捶 膏

大凡疮疡、疔毒、痈疽、瘰疬、臁疮、癫癣，以及无名肿毒于初起时，热毒渐发，即将此膏贴在患处，解毒拔根，不至有溃烂之虞，功效甚神①，勿轻视之②。

---

① 甚神：手抄本残卷作"甚速"。
② 勿轻视之：手抄本残卷作"慎勿轻视之"。

伤科七厘散

凡跌打损伤，既有瘀血留滞于内，故重则随时瘀热发，病轻则后来交节疼痛①，凡此皆瘀血为患也。方中以专通络瘀之血竭为君，佐以专治损伤之三七，再合疏瘀通滞之品，而以麝香②领之入内，直达伤处，以和血化瘀。凡受伤后，多服此药以化留瘀，则后来不致有交节作痛之患。每服三五分，黄酒送下。

元寸三分	乳香二钱半	红花一钱半	儿茶一钱半
冰片五分	血竭一两	没药二钱半	辰砂七分
山漆一钱			

研细末。

金疮紫玉膏 即天下第一金疮药

凡金疮出血过多，则疮口热燥发烧，有红肿溃脓之患。方中用猪油以润之，更取和血去瘀、退热解毒之药，用其气者熬入油中，用其质者调入药内。凡受伤者随手摊贴，可以止血润肌，不至有破伤风等患。此金簇科中之第一灵方③也。

雄猪油二十一两	松香六两	面粉四两	黄占六两
血竭一两	儿茶一两	元寸香六分	乳香一两
没药一两	冰片六分	樟冰④二两	

---

① 交节疼痛：手抄本残卷作"骨节疼痛"。按交节疼痛是由于瘀血而在节气变换时产生的疼痛，清·王清任《医林改错》上卷："交节病作：无论何病，交节病作，乃是瘀血。"
② 麝香：原作"射香"，据文义改。
③ 灵方：手抄本残卷作"妙方"。
④ 樟冰：樟脑的处方用名。

将猪油、松香、黄占三味熬化，烊去渣，待将冷，入药末搅匀，器瓶收藏，不可泄气。

伤科红布膏

凡跌打损伤，其经络中必有瘀血阻滞，以致日久不愈。此膏能温通经络、疏散积瘀，用此烘热贴于伤处，使瘀血随经而散，则宿伤尽去，不至后来有复发之虑矣。

江阴南菁书院高豪康刻字

致和堂跋 ①

　　万物所藉以生养者，太和元气也。天时、人事或失其和则病矣。医药者，将以调其不和者，俾得致其和也。导其和惟药之功，违其和即药之过。然则选药之精、制药之宜，所以程致和之功能者，将于是乎？在而②谓可卤③莽从事哉！颜其额曰：致和藉以自勖④并以勉诸同志云。

光绪十有六年庚寅四月

惜余主人书识

---

① 致和堂跋：手抄本残卷作"致和堂原跋"。
② 在而：手抄本残卷作"然而"。
③ 卤：古同鲁。
④ 勖（xù，音序）：勉力，勉励。东汉·许慎《说文解字·力部》："勖，勉也。"

校后记

　　江阴柳致和堂创设于公元 1890 年（庚寅年），《柳致和堂丸散膏丹释义》（以下简称《释义》）一书由致和堂医家柳宝诒等人合著，刊印于光绪二十五年（1899 年），为介绍致和堂所修制"丸散膏丹"成药的专书，侧重介绍各成药中的药味配伍、功用、服用方法等，以方便顾客"按门检查，随症购用"。

一、著者概述

　　柳宝诒在"弁言"中云"今特与在堂同事、诸友再四订约，不敢稍涉自欺，因将本堂所备丸散膏丹分门列目，并将各方中药品修制配合治病之理，逐方详释，汇成全册，精刻分赠。"可见《释义》的成书，为以柳宝诒为代表的致和堂医家共同创作的结果。柳宝诒（公元 1842 ~ 1901 年），字谷孙，号冠群，江苏澄江（今江阴）人，学识宏博，医名尤著，为龙砂医家代表性人物，弟子盈百，且多有医名。柳氏著作颇丰，主要有《柳选四家医案》《温热逢源》《素问说意》《惜余医案》等传世。

二、内容简介

　　《释义》全书七卷，将致和堂"所备丸散膏丹分门列目"，共收载 158 首主方及 19 首衍生方（共计 177 首），分补益、内因、外感、妇女、小儿、诸窍及外疡折伤等七门，每卷一门。《释义》以方便患者"按门检查，随症购用，不至有疑误之虑"为目的，类于今之商家货物简明手册，内容以介绍药物简明配伍、功效主治、服用方法为主，具有较强宣介性质，如"喉科锡类散"中有"本堂特选佳料如法修合，庶几危重之症得以挽回，用者幸勿轻视"。因此在通行的刊刻本中并未详列各方之药味组成、药量及制作方法等内容。

三、版本考证

《中国中医古籍总目》载该书现存有"清光绪二十五年己亥（1899）致和堂刻本与清光绪二十五年己亥（1899）举善医局刻本"。通过版本调研发现，致和堂刻本与举善医局刻本源出同一版本系统，书末题有"江阴南菁书院高豪康刻字"，正文页均为双边单鱼尾，栏格10行，每行21字，版心处有页码，致和堂刻本版心另有每卷简称，如卷一"补益门"，其在版心处有"补益"二字，举善医局刻本除目录外，其余各卷版心无每卷的简称。

我们在版本调研过程中，另发现无锡、江阴等地民间有多种手抄本，有收藏者言其藏有《释义》手抄本且各方下有附有药味组成、剂量及制作方法等较为完整的内容，可惜未能得见原貌。通行刊印本或由于其"简明手册"性质，亦或出于保密等原因进行了删裁。笔者通过孔夫子旧书网渠道获得两个手抄版本。

其一为《丸散膏丹释义汇编》，记有"甲戌桂月""寄凡抄录"等字样，此本目录在每方前加序号，目录所记方名、数量及顺序均与《释义》相同，正文则只抄录卷一、卷二中"孔圣枕中丹"至"大黄䗪虫丸"67首方，每方下附其药味组成、剂量、制作方法及服用方法等内容。考察《释义》中"弁言"与"致和堂跋"中关于致和堂创立时间的记载，"弁言"中言"本堂自庚寅年创设以来，将及十稔"，"致和堂跋"中记有"光绪十有六年庚寅四月"，由此判断致和堂创办的庚寅年当为公元1890年。结合《丸散膏丹释义汇编》中"甲戌桂月"来看，该手抄本当为1934年（甲戌）抄录。在正文校记中简称"甲戌抄本"。

其二为一手抄残卷，封面损坏未见标题，在其封面右侧有"附金氏丸散药方"字样，正文从"柳致和堂丸散膏丹释义卷三"开始，方下附药味组成、剂量、制作方法及服用方法等内容，也有部分方中未附，文末后附有"金氏丸散药方"内容。关于该手抄本残卷的成书年代，由于相关信息较少，我们从避讳角度大致判断其成书于民国时期，例如文中"来复丹"一方中出现"玄精石"一药，未避讳清康熙帝"玄"字讳。在正文校记中，称"手抄本残卷"。

根据通行的刊印本与手抄本情况判断，《释义》还应当存在一种完整记录有药物配伍、功效主治、药味组成、剂量、制作方法及服用方法等完整内容的版本。此版本或作为致和堂内部技艺传承载体，后世藏家多视为珍秘，不愿公开。本次整理中，我们以举善医局光绪二十五年（公元 1899 年）通行刻本为底本，以《丸散膏丹释义汇编》及手抄本残卷为他校本，并将两个手抄本所附药味组成、剂量及制作方法等内容附于正文中，虽不能提供足本之原貌，冀以管窥豹，为读者提供研究之参考。

校注者

2018 年 12 月

索　引

（按笔画顺序排列）